NOTES

SUR LA

TRANSFUSION DIRECTE

DU

SANG VIVANT

ET SUR

LE MANUEL OPÉRATOIRE

avec six figures dans le texte

PAR

ROUSSEL

(DE GENÈVE)

Docteur en médecine de la Faculté de Paris,
Prix Barbier de l'Académie (1879),
Membre des Sociétés de Médecine pratique, de Thérapeutique,
Médico-pratique, Médicale de l'Elysée,
Chevalier des Ordres de Saint-Wladimir, de Franz-Josef,
de Léopold Ier.

PARIS
ASSELIN ET Cie, LIBRAIRES DE LA FACULTÉ DE MÉDECINE
PLACE DE L'ÉCOLE DE MÉDECINE

1883

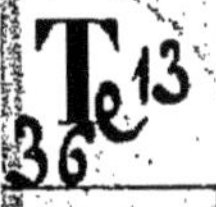

NOTES

SUR LA

TRANSFUSION DIRECTE DU SANG VIVANT

NOTES

SUR LA

TRANSFUSION DIRECTE

DU

SANG VIVANT

ET SUR

LE MANUEL OPÉRATOIRE

avec six figures dans le texte

PAR

ROUSSEL

(DE GENÈVE)

Docteur en médecine de la Faculté de Paris,
Prix Barbier de l'Académie (1879),
Membre des Sociétés de Médecine pratique, de Thérapeutique,
Médico-pratique, Médicale de l'Elysée,
Chevalier des Ordres de Saint-Wladimir, de Franz-Josef,
de Léopold Ier.

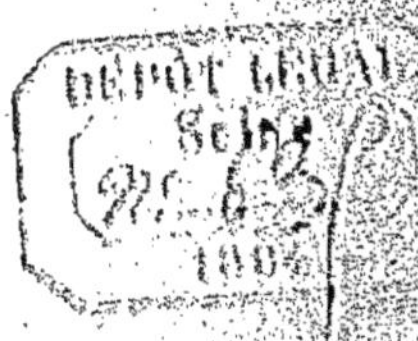

PARIS
ASSELIN ET Cie, LIBRAIRES DE LA FACULTÉ DE MÉDECINE
PLACE DE L'ÉCOLE DE MÉDECINE

1883

TABLE DES MATIÈRES

LA
TRANSFUSION DIRECTE DU SANG

PAR LE DOCTEUR ROUSSEL

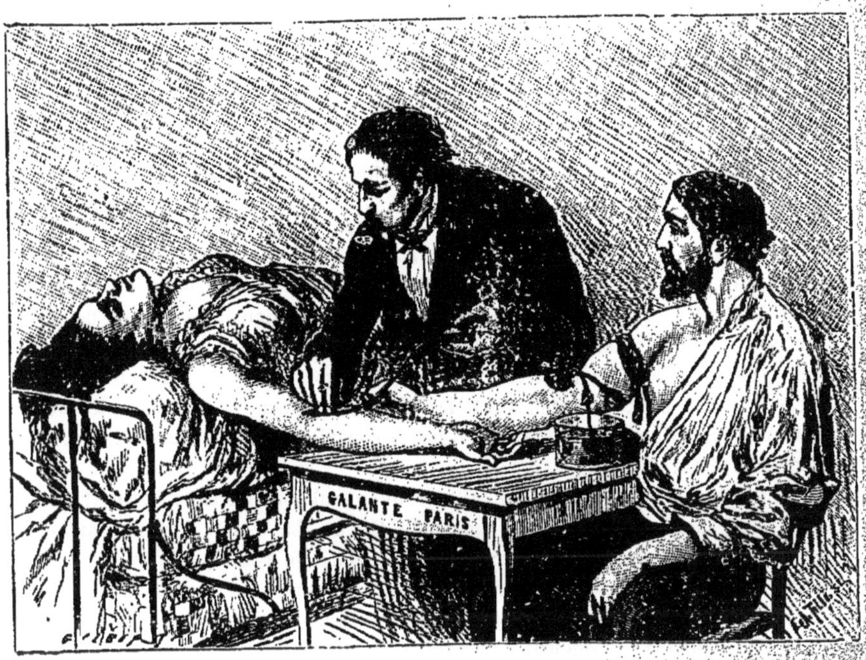

Position des personnages pour la transfusion directe.

La malade est couchée, le bras allongé sur une petite table; l'homme qui donne le sang, est assis de l'autre côté de la table, le bras allongé en supination, parallèlement à celui de la femme. Le chirurgien, debout entre les deux sujets, ayant devant lui le vase d'eau chaude où baigne l'instrument transfuseur et sous la main ses divers outils, bistouri, pince, érigne, éponges et bandes; bien éclairé et assisté au besoin d'un aide expérimenté, est dans les meilleures conditions pour bien opérer.

---

(1) Travail lu aux Sociétés de Médecine pratique, de Thérapeutique, Médico-pratique et Médicale de l'Elysée, dans les séances de mai, juin, juillet et août 1883.

Mais la transfusion est toujours d'une telle urgence, lors des surprises des accouchements et des blessures, dans un pauvre logis ou sur le champ de bataille, qu'il faut savoir se passer de tout confort et de toute assistance. C'est alors que l'on reconnaît le prix d'une méthode rapide, précise et fidèle, avec un *transfuseur* qui se manie d'une seule main, et relie de lui-même les deux sujets par une anastomose directe.

LA TRANSFUSION DANS L'HÉMORRHAGIE.

Une précédente publication a relaté la transfusion opérée, le 7 février 1882, sur Mme Maloigne, 7, rue de Viarmes, marchande à la Halle de Paris, nº 235. Cette dame, opérée *in extremis*, dans un des cas les plus graves, jouit actuellement de la meilleure santé. Malgré cet exemple récent de la grande valeur de la transfusion, plusieurs parisiennes, que la routine a privées de ce puissant secours, sont mortes, cette année, d'hémorrhagies d'accouchement.

Deux transfusions dans l'hémorrhagie puerpérale. — Guérisons. — Manchester, 10 *août*. Mme Greenhood, primipare, 24 ans. Travail très prolongé par inertie utérine, perte sanguine continue avant et pendant l'accouchement. Hémorrhagie foudroyante lors de l'extraction du placenta, qui paraît adhérent. Injection intra-utérine de perchlorure de fer. Compression de l'aorte, le sang repart à flots à plusieurs reprises. L'accoucheur, M. Smart, fait chercher M. Thurnborn, professeur de chirurgie à Oven's College, chez lequel j'étais avec les Drs Mac Clintoch et Henry Bennet. Nous trouvons la femme à l'agonie, après de grandes attaques convulsives. Hoquet, pouls radial nul, syncopes répétées.

11 h. *matin*. Le mari offre son sang; je pratique seul tous les temps de la transfusion, qui est rapidement achevée à la dose de 150 gr. La femme reprend connaissance, le pouls et la respiration reparaissent. La face se colore, elle parle. Aucun trouble quelconque. La perte de sang ne se reproduit pas.

11 h. 1/2. Pouls 110; légers frissons répétés pendant vingt minutes, puis sueur.

3 h. Elle demande instamment à manger. Thé, lait, pain.

8 h. Etat parfait. Pouls, 95. Quelques douleurs du ventre, on la sonde; urine abondante, *normale*.

11 *août*, *matin*. La nuit a été assez bonne, quelques douleurs de ventre, urine normale, selles dures, lochies noircies par le perchlorure de fer. Appétit. Pouls plein, 95.

Soir. Même bon état, ventre un peu douloureux.

2 *août*. Même état, lochies un peu fétides. L'incision opératoire au bras de la femme et la saignée de celui du mari se cicatrisent très simplement.

13 *août*. — Nuit agitée, fièvre, pouls 110, tumultueux. Ventre tendu, douloureux. Face grippée, lochies fétides, la chambre est infectée. Je découvre sous le lit tous les linges et les vases salis par l'accouchement.

J'impose de meilleurs soins et un traitement rigoureux de la péritonite commençante. Mme Grace-Calvert, française, femme d'un professeur de chimie, visite la malade, améliore sa position et la fait attentivement soigner.

21 *août*. Après une légère atteinte de péritonite, la malade est beaucoup mieux. Elle se lève pendant deux heures.

1er *septembre*. Lettre de Mme C.-G. : « L'opérée est venue aujourd'hui chez moi me demander de vous transmettre ses remerciements pour lui avoir sauvé la vie. Elle est en aussi bon état que possible, ainsi que son mari. Le professeur Thurnborn a communiqué votre transfusion et ses résultats à l'École de médecine d'Oven's College.

Londres, 30 *octobre*. Mme Thomas Becker, à White Chapel, 27 ans, deuxième grossesse, est accouchée au forceps par M. Johnson Brown, qui la laisse en bon état. Six heures après, hémorrhagies terribles accompagnant l'expulsion d'un fragment du placenta. Syncopes profondes. M. Brown me fait chercher.

Minuit. Transfusion de 170 gr. du sang de la sœur de l'accouchée. Le pouls, la respiration, la connaissance reparaissent. L'utérus se rétracte fortement.

1 h. Frisson modéré, syncope, vomissement d'une immense quantité de brandy. Pouls 110.

1er *novembre*. Pouls, 100. Ventre un peu tendu et douloureux.

15 *novembre*. M. Brown me conduit chez l'opérée, qui est en parfait état. Toute la famille s'est réunie pour me fêter.

Op. n° 65. — **Transfusions répétées, dans l'hémorrhagie puerpérale**, avec le concours des Drs Revillout, Porak et Herz.

Placenta prævia ; inertie utérine ; plusieurs hémorrhagies avant la dilatation du col, puis avant et pendant l'extraction de l'enfant ; nombreuses injections d'ergotine et d'éther sans effet ; convulsions ; collapsus ; mort apparente ; transfusion de 280 gr. ; résurrection ; hémorrhagie foudroyante pendant l'extraction du placenta adhérent ; collapsus ; transfusion de 150 gr. ; courte reprise de connaissance ; persistance de l'hémorrhagie ; addition au sang transfusé de 200 gr. d'eau chaude salée et alcoolisée ; mort ; insuccès.

Mme M. D..., Paris, rue de Rennes, femme d'un ingénieur électricien bien connu est à terme de sa 10e grossesse. Lors de l'accouchement précédent, achevé au forceps par le Dr Revillout, sa vie a déjà été gravement menacée par des pertes utérines avant et pendant le travail, causées par une adhérence du placenta.

Pendant toute la grossesse et spécialement pendant les dernières semaines, elle a manifesté les plus noirs pressentiments ; elle était persuadée de sa mort prochaine, et, avec le calme le plus grand et le stoïcisme le plus noble que puisse donner une âme élevée et une conscience sans reproches, elle entretenait souvent son mari de l'éducation future des jeunes enfants bientôt orphelins.

Elle eut une perte légère pendant le huitième mois et dans la matinée du 14 juin, une hémorrhagie considérable et prolongée pendant laquelle elle tomba à deux reprises dans une syncope profonde.

Le Dr Porak, accoucheur des hôpitaux, appelé le 14 au soir, constate que la matrice ne manifeste aucune contraction, que son col est encore long, à peine entr'ouvert, et paraît obstrué par le placenta.

Le 15 juin, à 2 heures du matin, il se produit une nouvelle hémorrhagie excessivement abondante et prolongée, qui ne cède qu'à grand'peine à un tamponnement vaginal, injections hypodermiques de 3 seringues d'éther. Le pouls est devenu misérable, irrégulier, facilement dépressible sous le doigt ; la peau est couverte de sueur froide, la face grippée ; après plusieurs syncopes, la malade reste plongée dans une somnolence comateuse, et son état paraît très grave. Malgré tous les soins, la chaleur ne reparaît à la peau que vers 4 heures du matin.

Ce fut alors que M. Marcel D... et le Dr Herz vinrent m'entretenir de l'éventualité d'une transfusion pour laquelle le Dr H..., ami dévoué et homme vigoureux à veines saillantes, offrait son sang.

Je passai la journée presque entière auprès de Mme D... chez laquelle ne se manifestait aucun signe de travail prochain, mais qui était envahie par une faiblesse croissante.

5 h. matin. Mme Marcel D... se trouve dans un état moins inquiétant ; l'intelligence est plus active, il s'est manifesté un état d'agitation qui la prive de repos, et une excitation loquace pendant laquelle elle ne cesse d'adresser diverses recommandations à son mari ; la perte externe est suspendue, le tampon tient bien mais ne provoque aucune contraction de la matrice, ce qui fait redouter une grande inertie utérine, cause possible de danger prochain.

9 heures. Dr Porak constate que les battements du cœur de l'enfant ont cessé.

1 heure après-midi. Quelques contractions utérines ont commencé et repoussent le tampon.

Pendant cette longue attente, l'anxiété et la fatigue de nombreuses courses urgentes, avaient au plus haut point exagéré chez le Dr Herz une toux spasmodique dont il souffre souvent ; je compris qu'il serait excessif d'accepter son dévouement si la transfusion devenait nécessaire. Je fis alors venir M. Guislin Dupuich, employé du Théâtre-Français, homme pléthorique et de constitution athlétique qui, deux mois auparavant, m'avait déjà donné son sang pour une opération.

3 heures. Le col est dilaté, la poche des eaux s'est formée, étroite et allongée en boudin, à côté d'elle on sent le placenta décollé en partie, et procident. L'accoucheur rompt la poche des eaux, celles-ci sont teintées de *méconium*, leur écoulement ne donne lieu qu'à de très faibles contractions.

5 heures. Pas de contractions, le sang s'écoule, la malade s'affaiblit rapidement, il faut agir.

Le Dr Porak applique, très habilement, au détroit supérieur le forceps Tarnier et amène la tête à la vulve, sans dégager le corps, dans l'espoir d'exciter les contractions utérines.

Enfin, il fallut achever l'extraction de l'enfant, il était absolument exsangue et mort depuis plusieurs heures. Pas une seule contraction du muscle utérin, épuisé par ces hémorrhagies successives, pas un seul effort des muscles abdominaux affaiblis par de nombreuses grossesses, ne vinrent concourir à la progression naturelle du fœtus.

Le sang se montra de nouveau après le placement du forceps, par le fait du décollement de la partie placentaire insérée sur le col ; la tête et le corps de l'enfant, pendant leur passage à travers la filière utérine, firent momentanément obstacle à l'hémorrhagie, qui redevint absolument foudroyante après l'issue de l'enfant hors de l'utérus resté béant.

Le Dr Porak introduisit aussitôt une main dans la matrice, pendant que de l'autre main, aidée de celles de ses collègues, il essayait d'obtenir quelques contractions et de comprimer l'aorte à travers la paroi abdominale, fort épaisse.

Pendant cette période du travail, on a employé 2 gr. de poudre d'ergot de seigle par la bouche, 4 injections hypodermiques de 0,60 d'ergotinine Tanret, 2 seringues de 1 gr. d'ergotine Bonjean, 4 seringues d'éther sulfurique et enfin 2 seringues d'acétate d'ammoniaque, stimulant diffusible que mon expérience m'a appris être plus énergique que l'éther. Les effets de ces moyens classiques, que l'on croit si puissants furent à peu près nuls; l'utérus resta inerte, et le collapsus devint de plus en plus profond, sauf pendant quelques instants de fugitive excitation.

Des fragments de glace furent introduits dans l'utérus, d'autres furent promenés sur le ventre, et suivis d'affusions d'eau très chaude. Le massage et la compression utérine furent employés sans relâche, ainsi que des flagellations avec des linges alternativement trempés d'eau glacée et d'eau très chaude ; tout fut inutile.

La connaissance reste absolument perdue, le pouls devient insensible, même à la carotide ; à l'auscultation, les battements du cœur se montrent de plus en plus irréguliers, affaiblis et intermittents ; la respiration n'est plus indiquée que par des hoquets convulsifs, entrecoupés par de grandes convulsions générales, les yeux se voilent, la face se grippe, et la température de la peau s'abaisse notablement sur les parties découvertes.

Les quatre médecins présents sont unanimes à croire à la mort imminente et à proclamer l'urgence extrême de l'opération de la transfusion, tout en désespérant qu'elle puisse avoir la moindre chance de réussite.

Pendant l'extraction de l'enfant, j'avais préparé mon transfuseur, pas une minute ne fut perdue ; M. Dupuich, le donneur de sang, dut s'asseoir sur le parquet au milieu des linges sanglants, et je fus obligé d'opérer à genoux devant le lit de misère très bas, et sans qu'on ait pris le temps d'enlever le cadavre de l'enfant, gisant à terre devant moi. Pendant que je faisais la préparation de la veine médiane sur le bras droit de la malade, les Drs Revillout et Herz élevaient la partie inférieure du corps, afin qu'un peu de ce qui restait de sang pût se maintenir au cerveau, et le Dr Porak, une main dans l'utérus, l'autre sur le ventre, s'efforçait de maintenir la compression de l'aorte et de l'utérus, sans pouvoir obtenir aucune contraction qui vînt opérer le décollement naturel du placenta.

En peu de minutes, 280 gr. du sang de M. Dupuich furent transfusés dans la veine médiane du bras droit de l'accouchée.

MM. Herz, Porak et Revillout manœuvrèrent alternativement le ballon moteur de l'appareil et constatèrent la réelle et rapide propulsion du sang, qui arrivait en abondance par une large saignée faite à la veine médiane, de grand calibre et bien gonflée du donneur de sang.

Tous constatèrent les mouvements ondulatoires d'expansion de la veine médiane de l'opérée, facilement distendue par le sang nouveau.

Avant la fin de la transfusion, la malade reprit subitement connaissance ; elle dit à haute voix : « Oh ! comme j'ai dormi longtemps, suis-je enfin accouchée, qu'avez-vous fait de mon enfant, faites venir mon mari. » Elle s'entretint lucidement avec sa mère ; le mot unanime des assistants fut, — Quelle merveilleuse résurrection !

Pendant la transfusion, on a constaté quelques énergiques contractions utérines et la cessation de l'hémorrhagie ; aussitôt que son bras fut bandé, l'opérée fut entourée de linges chauffés et allongée sur son lit ; elle but avidement et à plusieurs reprises du thé très chaud et alcoolisé ; la connaissance était complète, sans autres douleurs que celles de l'accouchement. Toute la famille se reprit à espérer que la mort, tout à l'heure si voisine, serait définitivement conjurée.

Mais, tel ne pouvait être l'espoir des médecins, puisque la patiente n'était pas encore entièrement délivrée et qu'on avait constaté une adhérence généralisée du placenta sur le segment inférieur de l'utérus.

Bientôt la perte sanguine parut vouloir recommencer, accompagnée de menaces de retour de l'état syncopal. L'accoucheur dut procéder à la délivrance définitive par l'extraction du placenta, et la femme fut replacée dans la position classique.

L'utérus s'était de nouveau ramolli et dilaté ; le cordon, qui n'adhérait plus que faiblement à ses insertions, ne pouvait servir à des tractions méthodiques.

L'accoucheur dut introduire sa main dans l'organe, afin de saisir le délivre et d'essayer de le détacher. Le placenta se déchira de plus en plus et ne fut extrait que par petits fragments. L'issue de chacun de ces fragments et chacune des introductions de la main, furent suivies de flots de sang répandu, et avant même que le délivre fût entièrement extrait, l'accouchée mourut pour la seconde fois.

De nouvea l'administration réitérée de l'ergot, de l'ergotine, de l'éther et de l'acétate d'ammoniaque s'était montrée radicalement impuissante.

De gros fragments de glace furent introduits dans l'utérus, l'aorte fut comprimée, et sans délibérer nous procédâmes à une seconde transfusion du sang.

M. Dupuich offrit généreusement l'autre bras et j'adaptai rapidement la canule dans la veine du bras gauche de la femme.

Une nouvelle repri de connaissance vint nous émotionner tous, au plus haut point, par l'espoir d'un extraordinaire succès ; mais ce moment d'espérance fut court, parce que l'utérus ne demeurait pas contracté et que le sang que nous injections par le bras, ressortait pour ainsi dire à mesure, par la vaste plaie puerpérale.

150 grammes de sang avaient été transfusés, mais une dose en plus forte avait été reperdue par l'utérus.

La syncope, devenant de plus en plus profonde par la vacuité croissante du système circulatoire, je voulus remédier aux efforts hydrostatiques de ces hémorrhagies si abondantes et si répétées ; sans pourtant abuser du généreux donneur de sang, qui en avait déjà fourni plus de 400 grammes, en moins d'une heure.

Dans ce but, de l'eau très chaude, additionnée de sel et d'eau-de-vie, fut versée dans le vase où plongeait le tube aspirateur du transfuseur, et, en laissant ce tube ouvert, j'envoyai dans les veines de la malade plus de 200 gr. de cette solution chaude, mélangée au sang du donneur.

Ce fut en vain ; la patiente s'éteignit sans avoir repris connaissance.

Les deux bras de M. Dupuich furent soigneusement bandés, et je renvoyai cet homme dévoué, en lui recommandant de dîner copieusement et de se mettre au lit. Disons de suite, que dès le lendemain il reprit ses occupations ordinaires et qu'il ne souffrit en rien de son dévouement.

Ce cas est un exemple frappant de la réunion de trois des accidents les plus graves qui puissent accompagner la grossesse et l'accouchement.

L'implantation vicieuse du placenta, anomalie qui se présentait pour la seconde fois chez cette dame, après avoir déjà menacé sa vie deux ans auparavant ; mais, alors, une faible partie seulement de la circonférence placentaire était implantée sur cette partie du corps utérin et du col, qui doit se distendre rapidement pendant le travail. Le placenta n'était ni anormalement adhérent, ni enchatonné; l'inertie ne vint pas immobiliser l'utérus, après l'accouchement, rapidement terminé au forceps; la délivrance placentaire fut facile, et de solides contractions utérines purent fermer les portes à l'hémorrhagie, avant qu'elle ne fût devenue grave.

Dans l'accouchement auquel nous avons assisté, l'anomalie s'était fortement aggravée; le corps du placenta, inséré sur toute la circonférence du col utérin, résista d'abord aux premiers mouvements de dilatation et retarda longtemps le commencement du travail, pendant que des déchirures produites dans la masse placentaire, ouvraient les sources des deux très graves hémorrhagies qui déjà menacèrent la vie de la malade, avant qu'il fût possible de tenter d'extraire l'enfant, par le col encore long et fermé.

Cette implantation vicieuse était rendue plus grave par les adhérences anormales, qui vinrent empêcher la délivrance et nécessiter la fragmentation placentaire, cause inévitable de la dernière hémorrhagie, après le travail.

Le second phénomène pathologique fut cette inertie utérine, absolue, invincible, contre laquelle ont échoué les applications les plus persévérantes de tous les procédés connus d'excitation du muscle utérin; c'est à peine si quelques contractions incomplètes et fugitives vinrent montrer qu'il restait encore une bien légère vitalité dans ce muscle utérin, affaibli sans doute et dégénéré peut-être, par le fait de dix grossesses trop rapprochées; affaiblissement qui s'était déjà fait pressentir auparavant par la production de deux fausses couches. Enfin la vitalité utérine avait été encore subitement diminuée par les deux hémorrhagies qui ont précédé le travail.

Troisièmement, quatre hémorrhagies excessives, se suivant à quelques heures de distance, sans permettre à la réaction vitale d'employer à aucun moment les fonctions hématopoiétiques, à la restauration de la masse sanguine incessamment diminuée.

Cette observation, rédigée d'après les notes de tous les assistants, démontre que dans certains cas d'absolue inertie utérine, l'ergot de seigle par la bouche, et les injections hypodermiques d'ergotine ou de solution d'ergotinine sont, même à hautes doses, radicalement impuissantes à réveiller les contractions du muscle utérin; lorsque celui-ci, fatigué par des grossesses trop rapprochées et nombreuses, dégénéré peut-être, déprimé par une déperdition nerveuse antérieure, est encore affaibli par de récentes et répétées soustractions d'un sang qui, en s'écoulant, a emporté avec lui la tonicité des fibres musculaires.

Tous les moyens classiques internes et externes, compression de l'aorte et de l'utérus, frictions, massages, application du froid et du chaud, rien ne put ranimer la contractilité perdue de l'organe.

Déjà, avant l'accouchement, dès les premières syncopes, les injections hypodermiques d'éther à la dose de trois seringues, n'avaient produit que de bien faibles excitations vitales, et la chaleur du corps avait mis plusieurs heures à se rétablir; plus tard, lors de la seconde et de la troisième hémorrhagie, ces injections ne furent pas plus puissantes.

J'ai employé aussi les injections d'acétate d'ammoniaque, que je tiens pour un stimulant diffusible en tous points préférable à l'éther, dont il n'a pas les effets dépressifs sur la respiration et sur l'innervation ; le collapsus devint cependant de plus en plus profond et ne céda qu'à la transfusion du sang.

Quant à la tranfusion, ce cas triste et malheureux, n'est cependant point un échec pour elle. En effet, appliquée après la troisième hémorrhagie, alors que les médecins présents tenaient l'état de la malade pour absolument désespéré, elle lui a cependant rendu la vie, et d'une façon remarquablement nette et puissante; mes trois confrères en sont témoins.

Il est hors de doute que si la première transfusion que nous avons dû opérer d'urgence, immédiatement après l'extraction de l'enfant, avait pu l'être après l'extraction placentaire ; ou si elle avait été suivie d'une délivrance normale, c'est-à-dire de l'issue d'un placenta déjà détaché d'un utérus solidement contracté et ne donnant pas lieu à une quatrième hémorrhagie ; il est hors de doute, disons-nous tous quatre, que Mme D... eût facilement survécu.

La seconde transfusion n'a pas eu d'effets, parceque le sang que nous donnions, s'écoulait à mesure par l'utérus obstinément béant, et aussi parce que la patiente succombait à un traumatisme excédant les forces de la vitalité la plus résistante.

Mme Marcel D... est morte d'une série de *shoks* sidérant son système nerveux, déjà si fatigué d'avance, que nous avions tous remarqué le retentissement exagéré que la première hémorrhagie, avant le travail, avait eu sur son innervation.

Enfin il est des cas, malheureusement encore trop nombreux, dans lesquels tout dévouement et toute science sont impuissants devant la mort brutale et prématurée.

M. le Dr Cornélius Herz, officier de la Légion d'honneur, qui a longtemps pratiqué en Amérique et a tenu un grade médical élevé à l'état-major du général Chanzy, m'avait offert de prendre sur son bras le sang nécessaire à la transfusion ; par dévouement d'abord à son ami Marcel D..., et aussi parce que, après avoir examiné ma méthode, il est resté convaincu que le donneur de sang n'est exposé à aucun danger ; que ma saignée est aussi simple que la saignée classique ; que la perte subie, inoffensive pour un homme sain, est rapidement réparée, et que la quantité de sang qu'il sacrifie passe intégralement et sans déperdition dans les veines de l'opérée.

Dès le lendemain, ce confrère m'a honoré de la lettre suivante :

Dans les circonstances si tristes que nous venons de traverser, j'ai pu constater l'habileté que vous avez mise à opérer, deux fois, la transfusion du sang, sur la malheureuse femme de mon ami Marcel D...

La première opération avait produit une vraie résurrection, et la malade eût été certainement sauvée si l'extraction placentaire n'eût pas été ensuite si laborieuse.

Votre méthode de transfusion directe présente de sérieuses garanties, et vous rendrez de réels services en la propageant en France. Elle est très appréciée à l'étranger, et je la connaissais déjà à San-Francisco.

Votre bien dévoué confrère, CORNÉLIUS HERZ.

Transfusion dans l'hémorrhagie traumatique. — *Le 14 juin* 1882. Aufort, 19 ans, boucher à Montereau (Seine-et-Marne), travaillant à un étal hors la ville, se blesse avec son couteau à dépecer, qui tranche l'artère fémorale et la veine crurale, à 6 centimètres au-dessous de l'arcade crurale gauche; on le rapporte à la maison pendant une hémorrhagie foudroyante.

Le Dr Goupil des Pallières, ex-interne des hôpitaux, pratique un pansement rapide avec des ligatures et des pinces hémostatiques, il administre de l'alcool et fait de nombreuses injections sous-cutanées d'éther qui ne produisent que des excitations passagères, bientôt suivies de nouveaux collapsus. Syncopes profondes, grands mouvements convulsifs. « Il a perdu plus de sang qu'un veau qu'on saigne, il s'est secoué et étendu comme une bête qui meurt, il n'y a plus d'espoir », disent les bouchers. Pouls radial insensible, pouls carotidien filiforme, intermittent, 170 à 190.

Transfusion 120 gr. Le malade se ranime et annonce sentir une grande chaleur partant du bras, et lui remplissant la poitrine; pouls 120 net et bien frappé. Frisson léger — puis réaction chaude. Pouls, 130 — puis 110, le soir, 96. La jambe est absolument froide du pied à la cuisse. Le lendemain, pouls, 96 le matin et 100 le soir. Amélioration considérable, grand appétit, *urine normale sans albumine.*

Le 22. L'incision pratiquée au bras pour la transfusion s'est cicatrisée de la façon la plus simple.

La jambe se réchauffe, l'engorgement diminue, la blessure se cicatrise. Convalescence franche.

2 *juillet.* Circulation collatérale à peu près établie, la cuisse est à température normale. L'engorgement ne persiste qu'au niveau de la blessure. Cicatrice solide.

L'appétit, ainsi que toutes les fonctions, se maintiennent avec une régularité parfaite.

Le 14 juillet. Il sort trop brusquement de son lit pour voir la fête, il ressent une douleur à la cuisse où il se produit un épanchement sanguin sous-cutané.

1er *août.* Un anévrisme artérioso-veineux de taille moyenne est établi entre les vaisseaux; il est traité longtemps par la compression mécanique et digitale.

30 *avril* 1883. L'anévrisme avait disparu après un traitement minutieux. L'opéré avait repris la vie ordinaire et tous les pénibles travaux de son état de boucher. Aujourd'hui, étant en voiture et son cheval s'étant emporté, il saute de son siège, se précipite à la tête du cheval et réussit à l'arrêter. Les vaisseaux cicatrisés se rouvrent et un anévrisme se reforme. Il faut recommencer le traitement par la compression.

29 *juillet.* Notre opéré est dans l'état le plus satisfaisant. M. Turquet, de Montereau, le donneur de sang, homme déjà distingué par plusieurs sauvetages, n'a souffert en rien de son généreux dévouement, à propos duquel il vient d'être décoré.

LA TRANSFUSION DANS LES MALADIES DE L'ESTOMAC.

Les hémorrhagies stomacales graves offrent une indication précise de la transfusion, surtout lorsqu'elles sont le résultat d'un ulcère simple, ordinairement accompagné d'anémie profonde. En effet, le collapsus produit par la perte de sang nécessiterait une substantielle nourriture, mais l'alimentation doit forcément être suspendue pendant la période hémorrhagique, parce que les mouvements stomacaux sont une des causes premières des mortelles récidives de la perte sanguine. Si la transfusion peut fournir une sorte d'alimentation provisoire, ce qui est pour moi certain, elle permettra de soutenir la vie du malade pendant que l'on imposera à l'estomac le repos complet, qui est absolument nécessaire à l'oblitération, par un caillot fibrineux, des vaisseaux ouverts dans l'ulcération.

De fréquentes injections sous-cutanées de morphine devront être opérées, au creux épigastrique, afin d'immobiliser l'estomac, de calmer le sentiment de la faim et de tenir le patient dans une somnolence prolongée. Quelques gouttes de lait, écrémé et glacé, quelques fragments de glace dans la bouche suffiront à calmer la soif et à tromper l'appétit. La transfusion doit être conduite avec une grande lenteur et à doses moyennes ou petites, 150 ou 100 grammes, afin d'éviter toute tension artérielle trop active. Aussitôt que la survie du transfusé a été assurée par le sang nouveau, le chirurgien doit cesser son opération, en laissant même son malade dans un état de grande faiblesse, quitte à renouveler la transfusion s'il le faut. Si le malade n'est atteint que d'un ulcère simple, la guérison peut devenir définitive par la cicatrisation complète de l'ulcération et par la cessation de l'anémie, cause ou résultat de l'affection primitive. Si la tumeur est cancéreuse, mais sans diathèse généralisée, le malade pourra jouir d'une survie parfois très prolongée. Mon avis est qu'il faut toujours tenter la transfusion dans les cas d'hémorrhagies stomacales ou intestinales répétées et très graves, et aussi dans les cas d'épistaxis incoercibles.

La thérapeutique classique se montre alors si régulièrement insuffisante, que le médecin a pour devoir de chercher mieux et d'accepter ce réel progrès, qui est la transfusion directe, quoi qu'en disent ceux qui la trouvent trop difficile parce qu'ils n'ont pas voulu l'étudier.

Quant à moi, je l'opérerai, même lorsque les médecins traitants auront désespéré et porté le diagnostic-cancer organique ; car, avant la généralisation de la cachexie, le diagnostic de ce cancer ne s'appuie sur aucune base précise et indéniable. Je ne sais pas même si le caractère de certitude et d'infaillibilité peut être attribué au tout récent précepte du professeur Rommelaere, de Bruxelles, que je peux résumer ainsi : de deux malades atteints dans un organe profond, celui-là est curable, dont la quantité d'urée excrétée dans la journée, est de 15 à 20 grammes, l'autre est frappé d'une dénutrition incurable, dont l'urée tombe à 5 ou 8 grammes.

Même dans ces cas, qui me paraissent, ainsi qu'à Rommelaere, absolument graves, j'adresserai la transfusion, non pas au cancer, mais à la dénutrition. J'aurai raison, et coupable sera celui qui s'abstiendra (1). J'entreprendrai la

(1) Depuis plusieurs semaines, ces lignes étaient imprimées, lorsque la mort et l'autopsie du comte de Chambord sont venues leur donner une éclatante confirmation. Billroth n'a pas affirmé le cancer et a conseillé la transfusion du sang pour subvenir à l'alimentation insuffisante (le produit et le but de l'alimentation, c'est le sang). Drasche et Mayr qui, ainsi que tous les médecins autrichiens, connaissent la transfu-

transfusion, parce qu'il reste toujours un doute sur l'exactitude du diagnostic, et parce que si je ne puis triompher du cancer, je peux combattre l'inanition qu'il amène et l'hémorrhagie qu'il produit.

Mon opinion s'appuie sur deux transfusions, suivies de tout le succès qu'on pouvait en espérer.

Je relate avant elles, et avec le plus grand plaisir, une toute récente transfusion, contre des hémorrhagies stomacales, opérée à Anvers, par un praticien qui a bien voulu ne pas trouver ma méthode trop difficile, tout au contraire.

---

sion, n'avaient pas refusé, et les journaux viennois annonçaient l'opération comme prochaine (M. Vulpian le dit lui-même dans le *Gaulois*, 12 juillet). M. Vulpian est seul venu affirmer un cancer, dont les symptômes paraissaient douteux à ses trois collègues (l'autopsie lui a donné tort); sans avoir jamais pratiqué la transfusion directe de sang vivant à l'homme, il n'a pas craint de faire publier, dans les journaux politiques (*Gaulois*, 12 juillet), que la transfusion était trop difficile et trop dangereuse, pour être applicable, en un tel moment, à un si auguste malade.

Il a refusé cet héroïque secours, à un homme qui, *sans aucune maladie mortelle* (il n'avait pas de cancer), mourait de faim, par la seule révolte de son estomac contre les aliments et les médicaments employés. La transfusion, en augmentant la vitalité du malade, aurait pu permettre d'accorder à l'estomac, le repos d'une diète absolue de plusieurs jours, traitement admirable même contre l'ulcère stomacal (*voir mes opérations suivantes*), et qui aurait calmé l'inflammation catarrhale, maladie essentiellement curable, dont le prince était atteint. L'œsophage n'était pas encore ulcéré, car la déglutition était facile, M. Vulpian le reconnaît. Il a préféré donner, à l'intérieur, jusqu'à 9 centigrammes par jour de *bichromate de potasse*. Or, personne n'avait jamais osé administrer, à l'intérieur, ce terrible caustique; car les vétérinaires observent des gangrènes de la peau des chevaux, après *une* friction d'une pommade à *deux* pour cent. Mais chaque pilule était de un centigramme de bichromate pour dix de véhicule, c'était donc une préparation à *dix* pour cent. La forme pilulaire a préservé la bouche du malade de l'action caustique; et le *cardia*, se contractant devant ces pilules, leur a fermé la porte de l'estomac, jusqu'à leur expulsion par le vomissement. Mais elles avaient déjà agi localement en détruisant la muqueuse. (Des symptômes de péritonite ont marqué leur première administration au 18 juillet.) L'opinion des médecins viennois est, en effet, que l'acide chromique des pilules de bichromate de potasse, a probablement été la cause de ces ulcérations de l'œsophage, noirâtres, rondes, profondes, taillées à pic, inconnues dans la pathologie, dont M. de Chambord est l'unique spécimen, et dont M. Vulpian lui-même ne peut trouver d'analogues que dans les brûlures par acides caustiques.

(*Voir le post-scriptum.*)

Le comte de Chambord vient d'expirer; dans les premiers jours de l'année est morte, après une hémorrhagie de cinquante-deux jours, la jeune madame C. F..., femme d'un homme politique bien connu : c'étaient deux cas à transfusion. Il y en a bien d'autres. L'opération avait été proposée par des praticiens qui en apprécient la puissance, mais elle a été refusée par des maîtres qui, malheureusement, ne l'ayant jamais vu pratiquer, n'en connaissent pas la véritable valeur thérapeutique. Dr J. R.

Il est vrai que les administrations belges, en plaçant le transfuseur direct entre les mains de tous leurs médecins, leur ont donné la facilité d'étudier préalablement le manuel opératoire ; ce que les administrations françaises refusent encore de faire, malgré des demandes réitérées, signées de plus de 70 médecins des hôpitaux civils et militaires.

Voici cette observation :

Une transfusion directe de sang dans l'hémorrhagie stomacale

par le Dr Gustave Leroy (d'Anvers), publiée dans les *Annales de la Société de médecine d'Anvers*, mai et juin 1883.

Bien que le résultat final de cette opération n'ait pas répondu à notre attente ni à nos efforts, nous croyons bien faire en donnant communication de ce cas extrêmement remarquable, parce qu'il est bien propre à faire ressortir les grands avantages qu'on est en droit d'attendre de cette opération, dans certaines circonstances déterminées. — Voici l'historique du cas :

Mlle Marie V..., d'Anvers, âgée de 20 ans, née de parents sains, forte, vigoureuse, bien réglée et sans antécédents morbides, se sent affectée un beau jour de faiblesse, vertiges, pâleur, abattement ; le tout sans cause connue, ni douleurs.

Huit jours se passent, lorsque la jeune fille, alors en promenade, se trouve subitement mal, faiblit et finit par vomir une grande quantité de matière noirâtre. Transportée chez ses parents, elle fut soignée par ceux-ci pour une indigestion, et ce n'est que le surlendemain de l'accident que nous fûmes appelé auprès de la malade.

Nous trouvons celle-ci dans un état de faiblesse extrême ; la figure est pâle et bouffie, les muqueuses décolorées, le pouls très fréquent et faible ; le creux épigastrique est le siège d'une douleur fort vive, qui s'exaspère à la pression, et qui s'irradie le long des nerfs intercostaux gauches, jusqu'à la colonne vertébrale.

Rien du côté du cœur ou des poumons, pas d'albumine dans les urines, soif vive, appétit nul ; une abondante selle, marc de café, vient de se produire et a donné lieu à une syncope.

Nous diagnostiquons un ulcère à l'estomac. Tout le monde sait que parfois ces ulcères s'établissent et progressent sourdement, sans se révéler par aucun symptôme, jusqu'au moment où ils atteignent un gros vaisseau, dont la perforation donne lieu à une hémorrhagie parfois foudroyante.

Le traitement institué consista en pilules de glace, styptiques, injections sous-cutanées d'ergotine ; plus tard, lait, bouillon et vin glacés ; lavements au bouillon et aux œufs ; une injection de morphine au creux épigastrique pour calmer la douleur.

Six jours se passent ainsi : déjà les forces semblent revenir, le pouls se relève, nous croyons pouvoir donner le meilleur espoir aux parents, lorsque survient une nouvelle hématémèse très abondante, suivie le lendemain d'une selle marc de café.

La situation devenait grave, nous ne le cachâmes pas aux parents et demandâmes un consultant. M. le Dr Schmitz nous fut adjoint. Le diagnostic fut confirmé, le traitement fut continué, et nous donnâmes en plus des lavements vineux, auxquels fut ajouté un gramme de teinture d'hamamelis virginica.

Après trois jours de répit, une nouvelle hémorrhagie se produit, et rend la situation de notre malade extrêmement précaire : étendue inanimée sur sa couche, dans un état syncopal presque continu, froide et complètement anémiée, saisie d'accès ecclamptiques très effrayants au moindre mouvement qu'on lui imprimait, ne donnant signe de vie que lorsqu'on pressait sur la région stomacale, ou lorsqu'on approchait un morceau de glace de ses lèvres desséchées ; rejetant tout, même l'eau glacée, qu'elle aspirait par cuillerées à café : le pouls, à peine perceptible, donnant 160 pulsations à la minute.

Le traitement consista en injections d'éther et d'ergotine, lavements vineux, applications de sinapismes et de glace à la région épigastrique, enfin de petites quantités de perchlorure de fer à l'intérieur.

Rien n'y fit ; le lendemain survint un nouveau vomissement de sang et une nouvelle selle noire.

C'est alors que, comme dernière ressource, la transfusion du sang fut décidée. Déjà depuis quelques jours nous nous étions procuré auprès de l'administration l'appareil à transfusion du Dr Roussel, ainsi qu'un sujet convenable, une forte jeune fille de 22 ans, qui, à notre première demande, avait généreusement consenti à donner son sang pour sauver une étrangère, une inconnue !

Assisté de MM. les Drs Schmits et Grade, nous pratiquâmes l'opération presque sur un cadavre, par pur acquit de conscience, et aussi quelque peu, pourquoi le nier, par un sentiment de curiosité scientifique bien compréhensible.

Nous injectâmes dans cet organisme exsangue, 130 grammes d'un sang jeune, vigoureux et sain. L'effet fut merveilleux !... Autour de nous on disait miraculeux. Deux heures après l'opération, nous trouvâmes notre moribonde de tantôt, assise dans son lit, la figure enluminée, le sourire sur les lèvres, nous tendant la main, et nous exprimant sa joie et sa reconnaissance.

Nous étions presque effrayé de notre succès : le pouls, en effet, semblable à celui d'un pneumonique, plein, dur, et donnant 100 pulsations à la minute, accusait une tension artérielle tellement forte, qu'à notre avis le caillot bouchant le vaisseau ulcéré pourrait bien ne pas y résister.

Nous recommandâmes le calme, le repos, des mesures hygiéniques sévères, et pour tout traitement de la glace intus et extra.

A notre visite du lendemain une cruelle désillusion nous attendait : une nouvelle hémorrhagie, survenue pendant la nuit, avait détruit toute notre œuvre de la veille, et nous trouvâmes notre malade dans le même état misérable où elle se trouvait avant la transfusion.

Il n'y avait pas à hésiter : une seconde transfusion fut résolue, la famille fut chargée de trouver un sujet convenable, et deux heures plus tard nous étions prêts à recommencer l'opération.

Malheureusement notre sujet ne valait pas celui de la veille ; après bien des recherches on avait trouvé une jeune fille de 26 ans, petite, délicate, mal nourrie, que nous n'acceptâmes qu'à défaut d'autre, et en présence de la nécessité d'une intervention immédiate.

Au moment même où nous ouvrîmes la veine à cette fille, elle chancela et faiblit ; le sang cessa de couler, et nous fûmes forcé de suspendre l'opération.

On courut de divers côtés pour trouver une personne qui voulût bien sacrifier quelques onces de son sang ; j'éprouve quelque honte à dire qu'on ne trouva personne !

Nous nous promîmes de chercher nous-mêmes une personne de bonne volonté, et nous nous donnâmes rendez-vous pour l'après-midi auprès de la malade ;... l'après-midi la jeune fille était morte !

L'enseignement qui découle de cette histoire doit certainement être tout en faveur de la transfusion du sang. Celle-ci s'est comportée comme une médication héroïque et sans égale pour combattre promptement et victorieusement un état d'anémie aiguë, arrivé à un degré extrême.

L'insuccès de l'opération dans le cas actuel n'est évidemment pas dû à la médication, mais bien à la nature même de la maladie que celle-ci avait à combattre. Si, au lieu d'avoir affaire à une hémorrhagie interne, nous avions eu à combattre les suites d'une lésion externe, alors que nous aurions pu au préalable lier les vaisseaux lésés, notre insuccès actuel se fût probablement transformé en un succès merveilleux.

Concluons donc de ce cas que les hémorrhagies internes diminuent notablement les chances de succès de cette opération. Les hémorrhagies utérines font exception à cette règle, parce que l'arrivée d'un sang nouveau stimule les contractions utérines, et arrête ainsi l'hémorrhagie.

Nous allons donner maintenant une courte description de l'appareil à transfusion dont nous nous sommes servi, et dont M. le Dr Roussel, de Genève, est l'inventeur.

Cet appareil est construit entièrement en caoutchouc *naturel*, lequel a la propriété de n'exercer aucune action coagulante sur le sang. Il se compose ..... (suit la description et le dessin du transfuseur, d'après un article du Dr Titeca, *Archiv. médic. belges*, juillet, 1876).

Malgré la fatale issue de la maladie de la jeune fille d'Anvers, ce cas ne peut être qu'une bien bonne note pour la transfusion directe, par le beau résultat primitif qui a émerveillé les Drs Leroy, Schmits et Grade.

De bon cœur, je remercie ces confrères de leur initiative, ainsi que des compliments qu'ils veulent bien adresser à ma méthode de transfusion directe (1).

Dans les cas d'hémorrhagie provenant de vaisseaux ulcérés, qui se rouvrent à chaque mouvement de l'estomac, je leur recommande de fréquentes injections, à l'épigastre, de doses fractionnées d'un narcotique composé ainsi : *morphine*, 1 *gr.* ; *atropine*, 1 *centigr.* ; *eau*, 25 *gr.* ; *glycérine*, 25 *gr.*, et des prises fréquentes de bicarbonate de soude et charbon dans quelques gouttes de lait glacé. L'estomac ainsi immobilisé, insensibilisé et neutralisé, supportera facilement le jeûne absolu de plusieurs jours, indispensable à la cicatrisation de l'ulcère ; les forces vitales étant soutenues par le sang transfusé.

(1) J'apprends avec plaisir qu'un médecin de l'hôpital Saint-Antoine a commencé quelques heureuses expériences de transfusion. Il emploie la méthode indirecte. Je suis certain que l'auteur de l'aspiration à *l'abri de l'air* comprendra bien vite que la transfusion doit aussi se faire à *l'abri de l'air*, et que le sang ne peut demeurer vivant après sa transplantation que sous la condition absolue de n'avoir été exposé à aucun contact de corps à effets catalytiques, tels que les métaux, le verre, etc.

Transfusion dans l'hémorrhagie stomacale.

(Ces deux opérations ont suivi la publication de mon livre *On Transfusion of Blood*, Churchill Londres, 1877.)

3 *août*. — A la demande d'un confrère de province, le Dr James Parker me conduit chez un propriétaire fermier près de Dublin. Le malade, âgé de 40 ans, très affaibli depuis une année par une profonde anémie, porte à l'estomac un petit point très douloureux, qui traverse dans le dos. Il s'est produit récemment de nombreux vomissements de sang, et de copieuses selles noires de sang altéré. Quelques heures avant notre arrivée, une dernière hémorrhagie l'a mis à l'agonie.

Une transfusion de 150 gr. du sang d'un paysan irlandais est pratiquée avec une lenteur calculée, immédiatement suivie de trois injections hypodermiques de morphine. Frisson léger interrompu et répété. Sueur peu marquée. Courte excitation pendant le réveil de la vie. Sommeil calme et prolongé. Pouls 130, puis 110, puis 100.

Diète absolue. Nuit agitée. Grande soif, glace dans la bouche.

6 *août*. Quelques gouttes de lait glacé alcoolisé, piqûres de morphine au creux de l'estomac. Glace. Dans la journée, 20 gouttes de laudanum dans un peu de lait glacé. Diète absolue, grande amélioration.

Pendant cinq jours, aucune nourriture. Morphine. Glace. La douleur stomacale a cessé, et les vomissements sanglants n'ont pas reparu ; une seule selle, marc de café, au second jour, a débarrassé l'intestin du sang précédemment écoulé de l'estomac. Reprise timide, mais progressive de l'alimentation. Lait et sanguine.

Au 30 *août* et au 25 *septembre*, deux lettres m'ont confirmé la guérison complète de l'opéré, dont l'engorgement stomacal environnant sans doute un ulcère rond, a graduellement disparu.

Manchester, 24 *août*. M. Schmitson, 45 ans ; facies cancéreux jaune-paille ; tumeur de la grande courbure de l'estomac, hématémèses fréquentes et selles noires journalières. Devant moi, dernier vomissement très abondant, noirâtre et d'odeur spéciale.

Transfusion de 120 gr. précédée et suivie de piqûres de morphine au creux épigastrique. Lait écrémé et glacé parcimonieusement accordé. Léger frisson. Sueur. Sommeil.

Le lendemain, amélioration considérable. Les forces sont revenues, la voix est forte, l'intelligence est complète. Diète sévère. Deux piqûres de morphine par jour.

Huit jours après, les hémorrhagies n'ont pas reparu. L'appétit est impérieux, l'alimentation est graduellement reprise par des laitages et de la poudre de sang.

Le malade et sa famille recommencent à espérer une guérison que je sais bien être malheureusement impossible.

Pendant près de deux mois, M. S... a pu reprendre la direction de ses affaires.

La diathèse cancéreuse s'est généralisée et le malade s'est éteint à la fin d'octobre.

Transfusion dans l'hémorrhagie chronique. (Op. 63, 2 janvier 1883. Drs Millard, Hirtz.) — Mme D..., Paris, 54 ans, obèse, métrorrhagies par fibrome utérin. Est au lit sept ou huit mois par an, depuis plusieurs années ; garde le lit actuellement depuis cinquante jours, avec une perte incessante. Période ultime d'anémie, dyspnée par anoxémie. Lypothimies fréquentes ; les bases des deux poumons me paraissent s'être engorgées depuis hier.

J'accepte pour donneur de sang sa servante, Annette Charvin (de Dôle), 27 ans, en service depuis un mois seulement, petite, brune, saine, qui mérite des félicitations pour son dévouement.

11 heures. Préparation difficile de la veine du bras gauche de Mme D..., bras très gras et infiltré, veine profonde et contractée; éclairage insuffisant, lit très bas, position à genoux très inconfortable pour opérer, trop de hâte pour ne pas laisser perdre de sang. La canule pénètre dans le tissu cellulaire, thrombus de moins de 40 grammes, dont je suis averti au quatrième mouvement du ballon, par sa résistance à la propulsion du sang. Bandage en huit.

(Le sang, inaltéré, a rapidement commencé à se résorber, il était déjà éliminé le surlendemain, sans avoir produit ni inflammation ni douleur, ni aucun préjudice à la malade.)

J'entreprends de suite la transfusion sur le bras droit. Afin de faire gonfler la veine, je place deux bandes l'une en dessous, l'autre au-dessus du point à inciser; le Dr Hirtz dissèque la veine, devenue turgide.

Transfusion de 100 grammes; pas de troubles, légère dyspnée.

1 heure. Léger frisson, sueur, chaleur. Connaissance parfaite.

6 heures. M. Millard m'écrit : « J'ai trouvé la malade mieux que je n'osais l'espérer; pouls relevé, moins fréquent, un peu de chaleur à la peau ».

Minuit. Elle est beaucoup mieux, sans souffrance, pouls bien frappé, elle a bu avec plaisir du bouillon et du vin. L'urine est normale.

3 janvier, 8 heures matin. Pouls 102, bien frappé; température 37°,2 ; la nuit n'a pas été mauvaise.

8 heures soir. Un peu de dyspnée, d'agitation, nulle douleur; il n'y a que de légères ecchymoses aux deux bras, sans gonflement ni rougeur.

4 janvier. Nuit moins bonne; plusieurs injections d'éther. Mort à midi.

J'ai vu la malade pour la première fois le 1er janvier à 5 heures du soir; il est regrettable, qu'à ce moment, les médecins ne se soient pas décidés à la transfusion; ils lui ont préféré un tamponnement vaginal, qui, opéré sans spéculum, a beaucoup fatigué la malade et n'a permis l'introduction que de quelques inutiles bourrelets de charpie.

La malade n'avait pas encore la toux quinteuse et la dyspnée qui se sont prononcées dans la nuit, et se sont rapidement aggravées. Elle est morte d'anémie, sans aucun phénomène imputable à la transfusion.

Au lieu d'attendre au dernier terme d'une maladie si longue, on aurait dû recourir à la transfusion un mois auparavant. Ces retards, si préjudiciables, ne sont que trop fréquents.

Transfusion dans l'hypoglobulie par suppuration prolongée (publiée par le docteur Barwell, chirurgien en chef à l'hôpital Charing-Cross de Londres (1878).

Je désirais chercher si la transfusion a quelque valeur curative dans ces cas, que l'on peut nommer anémie traumatique chronique, produite par des suppurations longtemps prolongées, pendant un travail de réparation excédant les forces du patient, jusqu'à épuisement total de sa vitalité. J'étais depuis longtemps frappé de l'impuissance de la thérapeutique dans ces cas où l'assimilation diminue constamment; et je pensais que si l'on pouvait fournir du sang tout préparé, sans avoir besoin du concours de l'estomac, on arriverait à sauver la vie de maints malades, aujourd'hui incurables (1). En examinant l'appareil de Roussel, au collège des chirurgiens, j'ai perdu toute crainte des dangers jadis si fréquents, et surtout de l'embolie, pendant la transfusion, et je me suis décidé à l'expérimenter dans le cas suivant :

John D..., 44 ans, est entré le 2 *décembre* dans mon service, à Charing-Cross pour une fracture comminutive pénétrante du tibia et du péroné.

28 *février* 1878. Pendant trois mois, une très abondante suppuration a épuisé le malade, les fragments osseux se sont nécrosés et ont été reséqués. La vaste et profonde plaie suppure sans tendance à la cicatrisation, les bourgeons se flétrissent, la douleur est violente et constante. Malgré tous les soins, le blessé devient de plus en plus misérable, pâle, cachectique; son pouls est plus faible à 115, son appétit plus nul. Température, 36°,5.

Transfusion directe par le Dr Roussel, la veine médiane est très petite et contractée, 250 grammes du sang de M. Watson, étudiant en médecine, sont transfusés lentement. Pendant l'opération, les yeux du patient deviennent brillants, sa face est colorée, sa peau est chaude et moite, son pouls plus plein et fort, à 95.

Après la transfusion, il accuse un sentiment de force et de plénitude, avec une légère dyspnée de peu de durée. Les granulations de la plaie, précédemment pâles et flétries, se gonflent, se colorent et laissent suinter un peu de sang. Après une heure, légers frissons, puis sueur abondante, chaleur, soif. Pouls, 94; température, 39°, puis 37°,8.

Urine abondante, odorante, mais parfaitement libre d'albumine et de sang.

1er *mars*. Nuit bonne, meilleur déjeuner que depuis trois mois; pouls, 100; température, 36°,8 ; légère sueur, pas de douleurs à la jambe.

Le soir. Pouls, 90 ; température, 37°,8.

6 *mars*. Etat satisfaisant, quoique une légère inflammation du bras ait un peu fatigué l'opéré; je tiens à noter que ce fut une simple cellulite locale et non pas une phlébite.

14 *mars*. La plaie de la jambe est très belle, il paraît y avoir déjà un peu de réunion entre les os. Il n'y a plus eu aucune douleur dans la fracture, depuis la transfusion.

15 *avril*. Il me paraît inutile de poursuivre cette relation, car le blessé va parfaitement bien. Depuis la transfusion, l'état du blessé a changé du tout au tout. Le pouvoir d'assimilation a été rétabli d'emblée et a produit la convalescence.

Cet exemple démontre pleinement le grand bénéfice que l'on peut retirer de la transfusion, dans les cas d'extrême faiblesse, après blessures graves; car, au lieu d'exposer le blessé à tous les dangers d'une amputation secondaire, on peut lui sauver ainsi, non seulement la vie, mais aussi un membre qui paraissait condamné.

La transfusion deviendra l'une des plus importantes ressources de la chirurgie.

L'ingéniosité de la construction de l'appareil de Roussel et son exécution du *Manuel opératoire* sont tout à fait admirables. R. Barwell.

(1) Exactement les indications du cas de M. le comte de Chambord.

Transfusion dans l'hypoglobulie diathésique. (Op. 64, 13 mars 1883, Hôpital Beaujon, service de M. le Dr Léon Labbé, amphithéâtre.)

Mme G..., corsetière, 34 ans; énorme tumeur, carcinome du cou, anémie ancienne. La tumeur est enlevée par le Dr Labbé; elle pèse 3 kilog. 750 gr.

Très vaste plaie, au fond de laquelle la carotide est dénudée sur plus de 0,10 cent. La jugulaire a été liée ; nombreuses pinces hémostatiques et ligatures sur de petits vaisseaux.

Pansement très épais d'ouate hémophylique. Faiblesse, collapsus.

Midi. Transfusion sur la table d'opération ; veine exsangue, invisible et contractée, préparée par les deux Drs Labbé, qui ont remarqué la difficulté inattendue de cette petite opération.

12 heures et demie. Transfusion de 310 grammes du sang de Paul Lecomte (de Quimper), étudiant de troisième année. Cessation du collapsus, augmentation des forces, coloration de la face. Aucune douleur ni trouble : — thé au rhum. — Pouls bien frappé. Température relevée. Respiration facile.

1 heure. Frisson marqué et répété, un peu d'agitation, sueur abondante, grande chaleur. Connaissance complète, parole nette et forte.

2 heures. Sommeil calme, coupé de plusieurs réveils agités : bouillon, thé, eau-de-vie. Elle n'accuse de souffrance qu'à la plaie du cou. État excellent.

7 heures. Mort après hémorrhagie par la plaie du cou. La couche épaisse d'ouate hémophylique, absorbant le sang, a dissimulé l'hémorrhagie. A la levée du corps, on a constaté devant moi, que le sang avait coulé dans le dos de la malade, et traversant ses vêtements, s'était répandu dans les draps et avait imbibé le matelas. Un tampon d'ouate, pesé par le pharmacien de l'hôpital, contenait à lui seul 90 grammes de sang.

Le Dr Léon Labbé estime que son opérée n'avait, vu sa cachexie, que peu de chances de guérison. Il constate que la manœuvre de l'appareil, la saignée du donneur de sang et la transfusion, ont été si correctes et si faciles, qu'il eût désiré avoir un second donneur de sang, pour pouvoir pousser la transfusion jusqu'à 600 grammes.

Je pense, qu'une aussi vaste plaie d'opération ne doit pas être cachée sous une épaisse couche d'ouate, qui, en tenant la température élevée, dilate les vaisseaux, et prédispose à l'hémorrhagie, qu'elle dissimule ensuite. De simples gazes phéniquées, peuvent suffire jusqu'à l'enlèvement de toutes les pinces hémostatiques.

Un gardien spécial, vigilant et expérimenté ne devrait pas quitter le transfusé, qu'il serait bon de placer dans une chambre à part.

LA TRANSFUSION DANS LES MALADIES MENTALES.

Le premier effet de la transfusion, est de rendre la conscience du *soi* et la connaissance du monde extérieur, au blessé qui vient de les perdre pendant une hémorrhagie mortelle. Ce réveil intellectuel est le premier acte produit par la résurrection du corps. Chez de nombreux malades, plongés dans une profonde anémie, suite de pertes chroniques ou de dénutrition générale, l'esprit paraît être aussi affaibli que le corps. Le patient est engourdi dans une obnubilation, une torpeur intellectuelle, une indifférence au monde entier et même à sa propre vie, que tous les observateurs ont notées.

Quoique chroniques et paraissant logiquement demander un traitement chronique, ces affections ont souvent eu une cause brutale, à effets soudains, qu'une thérapeutique soudaine elle-même et capable d'effets profonds, peut faire disparaître. *Et sublatâ causâ tollitur effectus.*

La transfusion chez les anémiques, en rendant au corps son activité végétative, rend aussi à l'esprit son activité intellectuelle, depuis peu de temps et légèrement obscurcie. Peut-être, la transfusion possède-t-elle encore une plus grande puissance, capable de restaurer des fonctions cérébrales qui paraissaient irrémédiablement perdues, dans la déchéance de l'aliénation mentale.

Voici quelques observations qui peuvent le faire espérer.

Groupe I. *Deux transfusions dans des cas de chloro-anémie grave, avec obnubilation intellectuelle. — Deux guérisons.*

Mlle Ivanoff, à Cronstadt, âgée de 39 ans, fut torturée depuis l'âge de 19 ans par les accidents nerveux les plus graves, dont puissent s'accompagner l'anémie et l'hystérie. Pendant douze ans, elle n'est pas sortie de sa chambre, depuis sept ans elle garde le lit dans l'obscurité presque complète. L'irritabilité spinale est si vive, que la moindre impression extérieure produit des crises convulsives, avec contractures, suffocations et vomissements.

L'incohérence de son esprit confine de si près à l'aliénation mentale, qu'une famille moins dévouée et moins riche l'eût dès longtemps fait interner.

Une transfusion de 250 grammes du sang de son frère, a subitement supprimé ce nervosisme extrême; en cinq jours, l'anémie avec son cortège physique et mental a disparu.

Opérée le 24 mars et suivie de près jusqu'à fin mai, cette dame n'eut plus une seule crise nerveuse, aucun caprice incohérent, elle put partir en parfaite santé pour la campagne, qu'elle revoyait pour la première fois, après vingt ans de réclusion et d'infructueux traitements.

La seconde opération de ce groupe est plus récente, elle a été publiée en Angleterre dans ma brochure : *On Transfusion of human blood*, sous les auspices de sir James Paget.

Mlle Lillie M..., 20 ans, fille d'un médecin de Londres, m'est amenée mourante par son père, qui, après cinq ans des soins les plus assidus, ne voit plus de ressources qu'en la transfusion du sang complet.

La jeune fille est d'une pâleur de cire, avec de l'œdème généralisé; on ne peut la soulever sans qu'elle soit prise de syncopes.

Son estomac ne conserve qu'un peu de lait alcoolisé. La respiration est superficielle et insuffisante; les bruits musicaux de l'anémie retentissent dans le cœur et dans les carotides, le pouls est tantôt très lent, tantôt très rapide et filiforme.

règles, jadis très abondantes, sont à peu près supprimées e[illegible]mplacées par une leucorrhée incessante.

Après de nombreux et graves accidents nerveux, elle est aujourd'hui dans une sorte de stupeur anesthésique et analgésique; elle ne mange pas, ne marche pas et ne parle qu'à peine, avec la plus complète indifférence à son propre état et au monde extérieur.

2 *juillet*. Je pratique très lentement une transfusion directe de 160 grammes, du sang d'une robuste paysanne ; il survient un peu de dyspnée et une cyanose légère; frisson assez violent et répété, suivi d'une réaction chaude. Pendant la nuit le sommeil est bon, quoique interrompu par quelques secousses nerveuses et un peu d'agitation loquace. Elle boit de fortes quantités de lait.

3 *juillet*. Au matin pouls, 100 ; excitation générale, grand appétit, elle mange plusieurs fois; le soir, pouls, 110.

9 *juillet*. Pendant toute la semaine l'appétit s'est maintenu considérable, et les digestions très actives; la bouffisure a complètement disparu ; la peau est déjà un peu colorée.

Elle est gaie, s'intéresse à tout ce qui l'entoure, mais elle paraît avoir un peu perdu la mémoire de ce qui la concerne, elle ne croit pas avoir été si longtemps et si gravement malade, elle a beaucoup oublié les langues française et allemande, qu'elle parlait fort bien il y a deux ans.

10 *août*. Les règles ont reparu normalement sans leucorrhée, la mémoire revient rapidement, la guérison est assurée.

Cette jeune fille est retournée en Angleterre, elle s'est mariée à Manchester, et sa santé continue à être florissante.

II. *Trois transfusions dans des cas de folie mélancolique avec stupeur, et anémie par inanition. — Une guérison, une amélioration, un cas sans résultat.*

La première opération a déjà été publiée dans les Archives (1876), je la résume afin de rendre possible la comparaison avec les cas nouveaux.

Hôpital général de Vienne, service de psychiatrie de Leidesdorf. Homme de 25 ans, atteint depuis plusieurs années de mélancolie stupide. Anesthésie, analgésie, catalepsie, mutisme, inanition par refus d'alimentation, anémie extrême, gâtisme. Pouls très faible à 40. Température, 35°,8. Respiration, 20 à 25.

Le 27 janvier. Avec le concours de Leidesdorf et de Neudörfer, je pratique sur cet aliéné, une transfusion de 300 grammes. La stupeur se dissipe soudain, le pouls monte à 70,80 et 100, la température à 37° ; respiration, 30,35. Il est lucide, il parle correctement, il voit son état de malpropreté, il se lève, lave ses mains et sa tête et demande à manger; il reçoit un potage et dit que ce n'est pas assez. Après une heure, il éprouve un léger frisson, suivi de sueur et de sommeil. Son urine est abondante et normale.

28 *janvier*. Pouls, 87. Temp., 37°. Resp., 24. Appétit insatiable.

10 *février*. Le professeur Leidesdorf communique l'observation à la Société médicale, il tient le sujet pour guéri.

Cet homme est effectivement demeuré lucide. La lypémanie et tout son triste cortège dépendait donc, paraît-il, d'une simple anémie cérébrale, que la transfusion, à haute dose, a subitement guérie.

III. Homme de 20 ans, soigné pendant trois mois dans sa famille et interné depuis dix mois à l'hôpital de Bedlam, à Londres. Mélancolie, stupeur, anesthésie, mutisme. La salive découle de sa bouche entr'ouverte,ses pouces sont enfermés sous ses doigts contractés, bleuis et glacés, refus d'alimentation, sitiphobie, anémie extrême, gâtisme. Pouls faible à 70. Temp., 36°. Resp., 25.

Le 22 décembre. Avec le concours de MM. Bucknill, Rhys-William, F. Barnes, je pratique une transfusion de 250 grammes du sang de M. Cockell, étudiant de l'hôpital Saint-Thomas. La stupeur se dissipe. Pouls, 106, plein. Resp. 28. Il parle, il se souvient de son nom, il dit : « Je veux dormir, je n'ai nulle douleur, j'ai faim ». Ses mouvements sont libres ; il mange volontiers un potage.

Après une heure, trois légers frissons et sueur abondante. Pouls, 104. Temp., 39°2. Resp., 40. Bon sommeil.

23 *décembre.* Pouls, 96. Temp., 37°,5. Resp., 30. Nulle douleur. Grand appétit. Douce transpiration. Urine normale. Une selle abondante. Il parle lucidement, avec lenteur. Tous ses mouvements sont libres.

28 *décembre.* Il est levé, sa santé physique est bonne ; mais son esprit paraît s'engourdir dans la solitude. L'isolement en cellule est peu propre à entretenir l'activité de son cerveau. Les chefs de service décident qu'on renouvellera bientôt la transfusion dont les effets sont si encourageants.

18 *janvier.* Sa santé est fortifiée, il a gagné six livres en poids, mais son état mental a reperdu sa récente amélioration.

Je ne sais pour quelles raisons on ne m'a pas redemandé une seconde opération, avant mon départ de Londres. Le Dr Rhys William a publié ce cas dans le *Lancet* en concluant : « Le Dr Roussel a ajouté un anneau de plus à « sa chaîne de preuves que, lorsqu'elle est accomplie avec son très admirable « appareil, la transfusion est une opération fidèle et salutaire ».

IV. Homme de 20 ans. Mélancolie stupide datant de deux ans. Hôpital Saint-Luc, à Londres. Il y a beaucoup trop de public ; le père du malade s'inquiète pendant la préparation de la veine. Le fou est agité, il retire son bras lorsque 60 grammes de sang seulement ont pénétré ; impossible de continuer ; plusieurs médecins, imbus des doctrines en cours, disent que cette dose est déjà suffisante.

Le médecin résident m'écrit qu'il ne s'est présenté aucun symptôme défavorable, qu'au contraire le sujet est moins prostré, moins inerte. Son bras et celui de l'infirmier donneur de sang, se sont guéris de la façon la plus simple.

V. *Trois transfusions, comme expériences, sur des idiots. Sans résultat.* — A Saint-Pétersbourg, à l'hospice Zagarodny des fous incurables, on m'a demandé trois expériences de transfusion, l'une sur une idiote congénitale, qui a reçu 160 grammes de sang humain, sans résultat autre qu'une amélioration physique assez marquée.

La seconde sur un imbécile, devenu paralytique général, qui reçut 180 grammes, sans résultat, mais sans aucun trouble.

La troisième, sur une femme idiote très anémique, fut opérée avec 60 grammes de *sang veineux de mouton*, transfusé par mon appareil spécial à l'emploi du sang des animaux. La femme n'en fut pas incommodée, pendant quelques jours elle parut moins affaissée. Sa première urine contenait de l'albumine, mais pas d'hémoglobine, ni de globules sanguins, sans doute il y a eu tolérance pour cette petite dose de sang d'espèce étrangère, et l'élimination s'est faite progressivement et sans désordres (1).

Ainsi qu'il était facile de le prévoir, les effets des malformations cérébrales congénitales de l'idiotie, ne peuvent être amendés par la transfusion. Il en sera sans doute ainsi, dans tous les cas où l'aliénation mentale s'accompagne déjà de lésions matérielles à la surface des circonvolutions cérébrales.

Dans certains cas de démence mélancolique, M. Mairet a observé à l'autopsie, de légères dénutritions cérébrales, bornées aux circonvolutions qui forment la lèvre inférieure de la scissure de Sylvius, et à celles de l'hippocampe ; il croit pouvoir attribuer à ces régions cérébrales, la création des idées de tristesse.

Mais ces lésions, que les nécropsies démontrent et que certains phénomènes peuvent faire diagnostiquer sur le vivant, préexistent-elles à l'aliénation, ou ne sont-elles que les résultats tardifs d'un trouble fonctionnel prolongé ?

D'ordinaire, les plus minutieuses recherches, dans les cerveaux des aliénés morts avant la déchéance de la paralysie générale, ne font trouver aucune lésion matérielle qui puisse expliquer le délire; donc il n'y avait peut-être qu'un trouble de fonctionnement dans un organe sain.

Il est d'observation journalière, qu'une cause extérieure, ou qu'une sensation passionnelle produisent sur un organe sain, un état spasmodique, ou mieux parésique, local, du système vaso-moteur; d'où, contraction vasculaire et ischémie partielle (pâleur, vertige, syncope). Il est aussi d'observation, qu'un organe anémié, commence par perdre son fonctionnement, puis, si l'anémie se prolonge, l'organe s'atrophie par inanition locale, suivie de dénutrition; le trouble fonctionnel chronique produit donc ainsi une lésion matérielle, plus ou moins tardive.

Si, avant que les lésions matérielles irrémédiables, ne se soient confirmées, une thérapeutique, suffisamment énergique et à effets profonds, vient guérir l'anémie elle-même, ou supprimer la parésie des vaso-moteurs, cause de l'ischémie, l'organe pourra recouvrer sa nutrition et redevenir apte à reprendre sa fonction normale.

Nous avons observé, dans le groupe I, que les transfusions aux doses de 280 et 160 grammes, ont guéri à la fois la chloro-anémie et la stupeur commençante, et le nervosisme avec incohérence intellectuelle.

Dans le cas n° II, la transfusion de 300 grammes, a guéri, définitivement, l'anémie extrême et la folie mélancolique confirmée, avec stupeur.

Dans le cas n° III, la transfusion de 250 grammes a, momentanément, amélioré l'anémie et la mélancolie.

Dans le cas n° IV, une transfusion de 60 grammes, est restée sans effets, contre une anémie extrême avec folie mélancolique.

Dans le groupe n° V, des transfusions à doses variées, de sang de sources

---

(1) Voir *la Transfusion*, 30 opérations. 1 vol., Asselin, Paris, 1876.

diverses, sont restées sans effet, sur des sujets affectés, les uns, de malformations congéniales, les autres, de dénutrition matérielle cérébrale (ramollissement de la paralysie générale).

D'où nous pouvons peut-être conclure : 1° que certaines chloro-anémies produisent de l'obnubilation intellectuelle et de l'incohérence, sans lésions cérébrales, et que la transfusion peut les guérir ;

2° Que certains sujets, affectés de folie mélancolique avec stupeur confirmée, ne sont pas encore atteints de lésions matérielles, et ne souffrent que d'une anémie cérébrale, suspendant les fonctions du cerveau, tant au point de vue intellectuel (stupeur), qu'au point de vue physique (immobilisme) ;

3° Qu'il est possible, que la transfusion arrive à les guérir de leur stupeur et de leur immobilisme, puisqu'elle les guérit de leur anémie ;

4° Que, pour que la transfusion produise et maintienne ses effets thérapeutiques, il faut qu'elle atteigne des doses en rapport avec la gravité de l'état général, corporel et mental du sujet.

J'ai fort peu employé la numération des globules sanguins, pour déterminer l'état antérieur des malades, ainsi que pour prouver les effets primaires et les résultats définitifs de la transfusion ; parce que, lorsqu'un chirurgien est appelé au secours d'un mourant, il a peu de temps à consacrer au préalable, à une recherche microscopique, longue et minutieuse.

La mort est imminente, de l'avis des médecins traitants, ce fait clinique suffit. Après la transfusion, le malade revit, reprend couleurs, appétit, forces et santé. Ces autres faits cliniques, inverses du premier, suffisent encore.

D'ailleurs, au lit du malade, le microscope donnerait peu de renseignements utiles, quant à l'indication de la transfusion du moins : car de suite après une hémorrhagie foudroyante, le sang tiré du doigt présentera un nombre normal de globules et un pouvoir colorant normal, et cela parce que le peu de sang qui est resté chez ce mourant, n'a pas encore eu le temps d'être dilué par l'endosmose des liquides du corps. D'autre part, le sang le plus pauvre d'un anémique chronique, donnera au microscope des chiffres très élevés, si le sang vient d'être concentré, par exosmose de son eau, pendant des diarrhées profuses, ou si le malade a été soumis à l'action de purgatifs, de diurétiques ou de sudatifs. Inversément, quelques jours après que la transfusion a sauvé un hémorrhagique, le sang, vu au microscope, peut donner de très faibles chiffres de globules ; parce que la circulation, ranimée, est à ce moment, en plein mouvement d'appel complémentaire, à tous les liquides de l'organisme et à tous ceux des aliments et boissons.

Je serai donc trompé avant, pendant et après, si je n'ai les yeux que dans un microscope.

Hayem démontre, du reste, que lors de la guérison de la chlorose, le chiffre des globules est moins élevé que pendant la maladie, mais que leur valeur colorante hémoglobique est beaucoup augmentée. Puis il professe aussi, que la valeur relative du globule, réduite au minimum dans les anémies moyennes, se rapproche de la normale quand la guérison doit intervenir, mais que cette valeur atteint et dépasse même la normale, si c'est la mort qui doit survenir.

NOTES SUR LE MANUEL OPÉRATOIRE.

Il est fort regrettable que certains opérateurs aient, si souvent et comme à plaisir, compromis la transfusion, soit en tentant de l'opérer par des procédés dont la défectuosité est manifeste au premier coup d'œil ; soit en l'appliquant à des cas, dans lesquels elle était bien plus évidemment contre-indiquée que justifiable; soit encore en pratiquant sur l'homme, comme *in animâ vili*, une série d'opérations, dénuées de toute logique et de tout esprit thérapeutique, analogues vraiment à certaines vivisections à bon droit critiquées.

Citons seulement, par exemple, cette récente opération de Huter (de Greifswald), sur un homme atteint de congélation des orteils.

Huter a pratiqué à ce malade, une saignée considérable de la veine basilique, il a défibriné ce sang et il a réinjecté 300 grammes du résidu, dans l'artère tibiale postérieure, du même patient. L'opérateur avoue, que cette injection n'empêcha pas la mortification et la chute d'une partie des orteils.

Quant à moi, je trouve fort heureux que cette action d'affaiblir un malade par une saignée; puis de gorger les capillaires du membre congelé, d'un liquide dépourvu de toute vitalité, n'ait pas augmenté de beaucoup la mortification des parties ; et je demande par quelles données scientifiques, une telle expérimentation peut bien se justifier.

Je demande encore, par vérité scientifique, qu'on ne déshonore plus la transfusion en donnant son nom à des injections, dans les veines, de liquides artificiels, ni à des injections de sang en dehors des vaisseaux sanguins.

Préparation de la veine du transfusé. — Il arrive d'ordinaire que la veine du sujet exsangue qu'il s'agit de transfuser, est tellement rétractée, qu'elle est invisible à travers la peau; et, qu'après l'avoir découverte, il est encore difficile de l'inciser en partie et d'y introduire la canule. — Cette difficulté est inhérente à toute espèce d'injection dans les veines. — Il est arrivé, à plusieurs chirurgiens, et à moi-même — *une seule fois* — de pousser la canule non pas dans la veine, mais à côté d'elle, dans sa gaîne cellulaire. Lorsque le sang est envoyé dans cette position, il produit un thrombus. Si ce thrombus est considérable et si le sang dont il est formé a subi le contact de l'air, par le fait d'un procédé défectueux, il se résorbera difficilement et pourra produire un abcès cellulaire ; peut-être un phlegmon.

Si le sang a été injecté vivant et inaltéré, à une dose moindre, de 30 50 grammes, il se résorbe à la façon d'une ecchymose sous-cutanée. C'est ce qui s'est heureusement passé dans les deux cas, l'un de moi, l'autre du Dr X..., où les thrombus ont été produits par du sang vivant, injecté avec mon appareil.

Il y a là si peu de dangers, que la constatation de cette simplicité de résorption, a conduit les chirurgiens Karst, Eulembourg, Nicaise et d'autres, à proposer l'injection intra-cellulaire de sang, comme un succédané de la transfusion intra-veineuse, et même comme un traitement efficace de l'anémie.

Il n'y a donc, au total, pas grand inconvénient à cette injection hors la veine, puisqu'elle n'est pas nuisible à l'opéré, et qu'il est tout simple de recommencer les préparatifs de la transfusion sur l'autre bras.

L'introduction d'une canule dans la veine d'un cadavre, est une opération très facile. J'ai observé que ce qui rend cette manœuvre difficile sur le vivant, est, non pas seulement l'étroitesse de la veine, mais le fait que le sang du sujet se répandant dans l'incision, quelquefois fort profonde, de la peau épaisse et infiltrée, masque le champ opératoire, colore les tissus, empêche de bien distinguer le vaisseau et cache la petite ouverture dans laquelle il faut insinuer la canule. De plus, cette perte de sang, quelque minime qu'elle puisse être, ne laisse pas que d'inquiéter l'opérateur et d'émotionner les assistants, anxieux de voir saigner, même très peu, un sujet que l'on doit transfuser parce qu'il est exsangue. Le chirurgien se hâte plus qu'il ne le faudrait et pousse sa canule, sans trop voir où il l'engage.

C'est donc l'écoulement sanguin qu'il importe d'éviter, afin de perfectionner le manuel opératoire; j'en ai cherché le moyen, et je l'ai trouvé.

Voici comment j'ai pratiqué dès lors la préparation de la veine du sujet à transfuser (*voir la figure* 2) :

1° Placer sur le bras, au milieu du biceps, un lien serré qui arrête la circulation veineuse superficielle.

2° Envelopper la main et l'avant-bras, jusqu'auprès du coude, avec la bande élastique de caoutchouc, dite bande ischémique d'Esmark. — Les tours de cette bande refoulent devant eux le sang contenu dans les veines de l'avant-bras. Ce sang, retenu au milieu du bras par le lien supérieur, rend turgides toutes les veines du pli du coude; permet de les très bien distinguer et de choisir celle qui est le plus favorablement placée pour être découverte.

3° Faire à la peau un pli transversal au-dessus de la veine à ouvrir, et inciser au bistouri ce pli tout entier.

Lorsqu'on lâche le pli, la peau s'écarte, et la veine gonflée se voit très nettement : son grand calibre permet facilement de piquer, avec un fin crochet, la paroi supérieure, afin de la soulever, ainsi que d'ouvrir, au devant du crochet, cette paroi supérieure, par une incision oblique qui trace un lambeau en forme de V, figurant le couvercle d'une boîte. Sous ce lambeau soulevé par le crochet, la canule du transfuseur pénètre sûrement et facilement, dans la lumière agrandie de la veine.

Si par hasard, il y a encore hésitation dans ce mouvement de pénétration, la veine ne pourrra, en tout cas, répandre que la très petite dose (2 à 3 grammes au plus) de sang, que contient le tronçon veineux fermé, en bas par la bande ischémique et en haut par le lien serré. Le chirurgien, ayant étanché ces quelques gouttes de sang, pourra opérer *à sec*, et donner tout le temps nécessaire, à la réelle et parfaite introduction de la canule, dans cette veine qui ne peut plus saigner.

Lorsqu'elle n'est pas dans la veine, mais dans la gaine cellulaire, la canule éprouve toujours, de la part des tissus voisins, une résistance très appréciable ; et il faudrait la pousser fortement, pour la faire progresser dans sa fausse route.

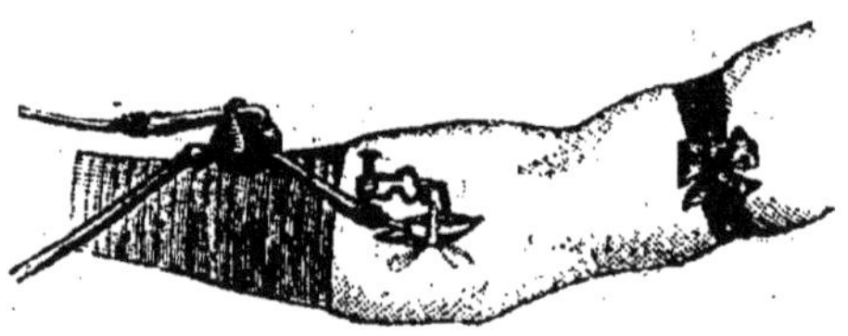

FIGURE 2.

Bras du transfusé avec la bande ischémique et le lien produisant le gonflement de la veine. Canule fixée en place par la serre-fine.

On a la certitude d'une parfaite adaptation dans la veine, lorsque la canule s'enfonce librement jusqu'à son talon.

Il ne reste plus qu'à dérouler rapidement les deux bandes, avant de saigner le donneur de sang.

Phlébotome-dilatateur. — Afin de simplifier l'adaptation de la canule dans la veine du transfusé, j'ai fait jadis construire en Russie un petit instrument à mors croisés s'écartant par pression sur les branches, à la façon d'une pince à artère. L'un des mors est piquant et tranchant, l'autre est mousse; appliqués l'un sur l'autre, ils forment une pointe régulière.

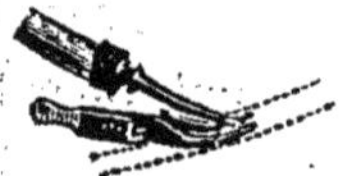

Fig. 3 Dilatateur ouvert dans la veine et conduisant la canule.

Lorsque la veine a été découverte, on y plonge la pointe de l'instrument; par une pression légère, les mors se dédoublent et laissent entre eux un chemin absolument certain pour le passage de la canule dans la veine.

Serre-fine fixant la canule. — Lorsque la canule a pénétré dans la veine, il faut un aide pour la maintenir en place et pour empêcher le sang de s'écouler en arrière. Souvent cet aide manque, ou sa main trop lourde fait buter le bout de la canule contre la paroi du vaisseau, ce qui arrête le cours du sang. Cette main cache aussi la veine, qu'il est intéressant de voir se gonfler et onduler jusqu'à l'aisselle, sous chaque flot de sang transfusé.

Voulant supprimer cette assistance, j'ai fait construire une *serre-fine* de grande taille, fixée par un anneau au talon de la canule. Les mors de la serre-fine, appliqués en avant, pincent la peau, et sous elle la veine contenant la canule. Cette compression du vaisseau empêche toute perte de sang, et la canule est maintenue immobile en parfaite position (*voir la figure* 2).

Ventouse. — Dans la règle, le temps que peut demander la préparation de la veine de l'opéré n'intéresse en rien le donneur de sang, puisqu'on ne doit le saigner qu'après l'introduction de la canule, et qu'il peut attendre, tout en portant au bras, le transfuseur fixé par la ventouse.

Mais, si l'attente se prolonge, il peut se produire des mouvements ou des chocs qui détachent la ventouse. Pour obvier à cet inconvénient possible, et assurer une fixité inébranlable à la ventouse, j'ai entouré le bord de celle-ci d'une *collerette de baudruche mouillée* qui se plaque sur la peau, à distance, et empêche toute arrivée d'air sous la ventouse (*voir la figure* 4).

De cette façon la ventouse ne peut se détacher sous un choc, ou lors même que la succion diminuerait dans le ballon aspirateur.

Dosage du sang. — Tous ces préliminaires accomplis, j'achève alors la transfusion, par pressions successives sur le ballon moteur et par doses de 10 gr. Ce ballon moteur est muni de soupapes parfaites, qui empêchent tout retour en arrière du sang projeté. Il est parfaitement certain, quoi qu'on en ait dit, que chacun des battements de ce cœur artificiel pousse au devant de lui la dose régulière de 10 grammes de sang. Ce qui a fait douter de la pénétration du sang, est un éloge pour ma méthode, car c'est la parfaite tranquillité de mes opérés, si différente des troubles terribles produits par les autres procédés.

Avant de critiquer ce point de mon manuel opératoire, il eût été facile de vérifier avec de l'eau, dans une éprouvette graduée, la quantité de liquide projeté; l'on aurait vu que cinq mouvements du ballon donnent régulièrement 50 grammes de liquide.

Saignée du donneur de sang. — Je n'ai sans doute pas suffisamment expliqué la manœuvre de ma lancette, puisqu'un médecin des hôpitaux ne l'a pas comprise et m'a reproché d'avoir fait une saignée blanche, parce qu'il m'a vu frapper à deux reprises sur la tête de la lancette. Or je le fais *avec intention* et à chaque opération ; je l'ai fait encore il y a peu de jours, à Beaujon, dans une transfusion, qui comme d'ordinaire a très simplement marché.

La forme actuelle de ma lancette rend impossible une véritable *saignée blanche*, c'est-à-dire une ponction à côté de la veine (*voir la figure* 4).

Les lancettes classiques ont la forme d'un seul triangle à deux bords tranchants réunis par un angle piquant ; en saignant, il peut arriver *que la veine roule*, et que la lancette la chasse de côté sans l'inciser : c'est là une *saignée blanche*. D'autre part, il peut aussi arriver que la lancette, poussée trop profondément, sectionne entièrement la veine, ou tout au moins perfore, par sa pointe, la paroi postérieure.

La lancette que j'emploie est double; elle figure deux triangles allongés, pointus, et dont les lignes *hypothénuses*, placées en face l'une de l'autre, sont seules tranchantes. C'est une lame en forme de croissant, ou bifurquée; ses pointes descendent dans le tissu cellulaire, de chaque côté de la veine qui ne peut *rouler* ni à gauche, ni à droite ; ses deux taillants internes incisent les deux parois latérales de la veine, et le fond de l'angle coupe la paroi supérieure, sans que la paroi postérieure puisse jamais être atteinte.

La tête de la lancette porte une vis millimétrique, qui permet d'allonger la course de la lame et sa course suit toujours le même chemin.

Je puis donc inciser la peau seule en un premier temps, puis j'allonge la course et j'attaque la veine en un second et même en un troisième temps, exactement comme avec un bistouri, on approfondit une incision par des coups successifs. Cela m'assure une saignée suffisante et me préserve d'une section complète du vaisseau. L'incision, très simple et nette, se cicatrise toujours en vingt-quatre heures.

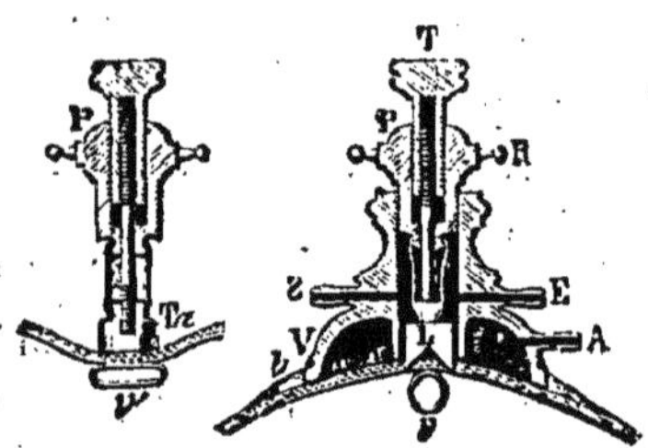

Figure 4. — *Détails de la Ventouse.*

V, ventouse annulaire.
A, tube d'extraction de l'air de la ventouse.
b, bord souple de baudruche étalée sur le bras pour augmenter l'adhérence de la ventouse
E, tube d'entrée de l'eau dans le cylindre intérieur de la ventouse.
S, tube d'issue du sang.
L, lancette bifurquée descendant à cheval sur la veine *v* et remontant hors du courant sanguin
P, porte-lancette bouchant l'ouverture supérieure du cylindre.
R, repères métalliques indiquant la direction de la lancette.
T, tête de la lancette, munie d'un curseur à vis millimétrique, pour régler la profondeur de l'incision faite par la lancette.
T*a*, tampon comprimant la veine *v'* pour retenir le jet de sang.
P, porte-tampon pouvant s'ajuster à la place du porte-lancette, dans le cylindre interne de la ventouse, lorsque l'on veut pratiquer la saignée à la main.

Tampon. — Chacun de mes transfuseurs est muni d'un *porte-tampon*, qui a déjà été publié, à l'usage de ceux qui tiennent à opérer la saignée à la main. Lorsque la saignée est faite, on la coiffe du cylindre intérieur à la ventouse; dans le cylindre est le tampon, qu'on allonge et qui vient appuyer, à la façon du bout du doigt, sur l'ouverture de la saignée, pour arrêter le jet de sang pendant la manœuvre de l'eau, toujours nécessaire à chasser l'air, ainsi que les premières gouttes de sang qui ont touché l'air.

Lorsque la conjonction est parfaite, entre le donneur de sang et le malade, on décroche le tampon, qui remonte dans le haut du cylindre et laisse libre passage au sang pour la transfusion (*voir la figure* 4).

RÉSUMÉ DU MANUEL OPÉRATOIRE.

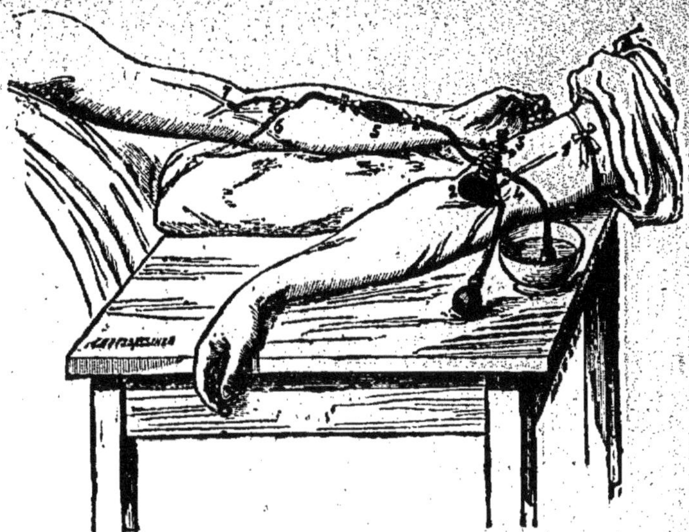

FIGURE 5. — *Détails du Transfuseur.*

1, bras du donneur de sang, portant la bande à saigner.
2, ventouse du Transfuseur.
3, porte lancette.
4, tube aspirateur d'eau.
5, ballon-pompe du Transfuseur.
6, tube d'issue de l'eau.
7, canule afférente insinuée dans la veine du sujet à transfuser.

Premier temps. — *Préparation de la veine du transfusé.* — Placer un lien à saignée sur le milieu du biceps. Rouler une bande ischémique sur la main et sur l'avant-bras. Découvrir la veine par l'incision d'un pli de la peau. Plonger dans la veine turgide le petit *phlébotome dilatateur* qui conduit directement la canule, ou bien, piquer la paroi supérieure avec un crochet, la soulever et tailler un lambeau en forme de V. (*Fig.* 2 *et* 3.)

Second temps. — *Préparer le donneur de sang.* — Placer un bandage à saignée sur le biceps. Marquer sur une veine turgide, éloignée de l'artère humérale, le point le plus favorable à la saignée. Appliquer la ventouse, de façon à ce que le point à saigner soit visible au centre du cylindre, adapter le porte-lancette, en plaçant à cheval au-dessus de la veine, la lame fourchue, dont la course a été réglée par la vis millimétrique.

Établir un courant d'eau chaude, légèrement sodique, entrant par le tube aspirateur et sortant par les deux branches en Y, afin de chasser l'air. (*Fig.* 5.)

Troisième temps. — *Insinuer la canule* pleine d'eau dans la veine, entre les mors du dilatateur, ou sous le lambeau soulevé par le crochet. Enfoncer la canule jusqu'à son talon, la fixer en place au moyen de la *serre-fine*, pinçant la peau, la veine et la canule qu'elle contient. Dérouler les deux bandes du bras du transfusé. (*Fig.* 2.)

Quatrième temps. — *Frapper sur la tête de la lancette* pour ouvrir la veine. Chasse l'eau par son tube d'issue, et, lorsque le sang pur se présente après l'eau, fermer cette issue au moyen du *clamp* qui est à cheval sur la bifurcation des tubes. Ce mouvement ouvre passage au sang dans la veine du transfusé. (*Fig.* 5.)

Faire manœuvrer le ballon moteur, six à huit fois par minute, jusqu'à complète transfusion de la dose jugée nécessaire.

Cinquième temps. — *Détacher la ventouse* du bras du donneur de sang, le panser d'une simple bande en 8 de chiffre. Ouvrir la serre-fine et tirer la canule hors de la veine de l'opéré. Faire aussi un pansement en 8 de chiffre.

Laver de suite l'instrument, au moyen d'un courant d'eau chaude, sodique.

La transfusion directe du sang est facile, mais minutieuse, parce que la délicatesse du sang vivant l'exige.

TRANSFUSION DIRECTE DU SANG ANIMAL, VEINEUX OU ARTÉRIEL.

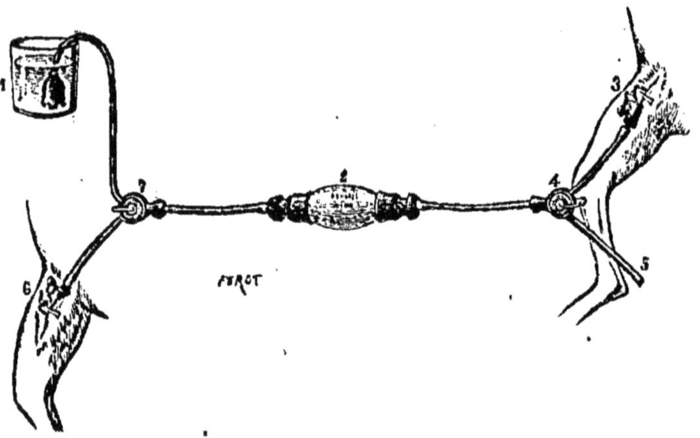

FIGURE 6. — *Transfuseur par le sang animal.*

Manuel opératoire. — Lier les deux animaux isolément, sur des planchettes percées de trous, où passent des courroies. Raser la peau, découvrir les veines crurales, passer sous chacune d'elles, trois fils à ligature. Dans un vase, placé un peu haut, avoir de l'eau à 40°, additionnée de bicarbonate de soude, 2 pour mille, ou de glycérine, 1 pour cent.

Plonger dans l'eau le tube aspirateur siphon (1). Amorcer par pression sur le ballon moteur (2); l'air, puis l'eau s'échappent par les trois autres tubes. Introduire la canule afférente (3) dans le bout central de la veine crurale de l'animal exsangue; poser la serre-fine en pinçant les lèvres de l'incision pour fixer la canule *in situ*, et empêcher toute perte de sang, au besoin, nouer les ligatures; fermer cette canule par le clamp (4) de sa bifurcation. Introduire a canule afférente (6) dans le bout périphérique de la veine crurale de l'animal donneur de sang, ou dans le bout central de son artère fémorale; nouer les ligatures, poser la serre-fine. Fermer le siphon par son clamp (7). Le sang arrive et chasse l'eau par le tube d'issue (5). Fermer ce tube, ce qui ouvre la canule afférente (3). Opérer la transfusion, par doses de dix grammes, par chaque battement du ballon (2). (*Fig* 6)

Par cette méthode, on forme, entre les circulations des deux animaux, une anastomose directe, au milieu de laquelle un cœur artificiel modère et règle le cours du sang, en comptant exactement la quantité transfusée.

J'ai fait, avec cet instrument, un bon nombre d'opérations entre animaux et deux transfusions à l'homme, l'une de sang veineux, l'autre de sang artériel de mouton.

Ces dernières transfusions, n'ont amené que le minimum des phénomènes perturbateurs, dérivés de l'incompatibilité de l'organisme humain pour le sang animal.

C'est avec mon transfuseur, que M. Hayem a pratiqué ses récentes expériences sur les animaux ; notamment, celles après lesquelles les chiffres des globules ont subi une augmentation croissante et non interrompue.

L'accroissement régulier du nombre des hématies observé sur les animaux, ainsi que la progression de la convalescence de mes opérés, dont les forces augmentent chaque jour et sans rechutes; l'examen de leur urine et autres excrétions, dans lesquelles on ne retrouve ni globules entiers, ni aucunes de leurs traces, prouvent, selon moi, avec une évidence indiscutable, que le sang vivant, de la même espèce animale, transfusé par anastomose directe, ne s'altère pas *in transitu*, mais *se transplante* et continue à vivre sans élimination.

Ce qui était l'idéal, jadis hors de portée, et que j'ai atteint dès 1865.

Dr J. Roussel.

[Août 1883.] Paris, 16, rue Richelieu.

Post-scriptum. — Quoi qu'il m'en puisse coûter, et tant qu'elle sera injustement critiquée, je défendrai la transfusion directe contre ceux qui, sans la connaître, la condamnent de parti-pris, parce qu'elle n'est pas née dans leur école.

Je proteste tout d'abord, contre un abus de pouvoir du Bureau actuel de la Société médicale des Hôpitaux. Sans consulter la Société, qui venait d'adopter le rapport de sa commission, favorable à mes travaux, il m'a refusé le droit de répondre à des critiques passionnées, formulées par un membre de ce même bureau. J'avais à présenter des progrès pratiques, répondant à toutes les objections; on a voulu les rejeter dans l'ombre (c'est pourquoi j'ai dû les publier ci-dessus, pages 18 à 21). On m'a écrit :

« En raison du bruit qui s'est malheureusement fait en ces derniers temps, dans la « presse extra-scientifique, autour de la question de la transfusion du sang, le Bureau « a décidé que la Société ne doit pas recevoir de communications à ce sujet. »

Or, ce bruit n'avait récemment été, que celui de quelques petits articles dans lesquels je n'étais pas même nommé, et où l'on félicitait les étudiants qui ont prêté leur sang, pour des transfusions opérées dans les hôpitaux ; il y avait eu aussi dans *le Temps*, le feuilleton d'un romancier qui m'était inconnu, décrivant une transfusion comme péripétie de son action dramatique. Pouvais-je, avec quelque justice, être rendu responsable ? Est-il regrettable que l'esprit public se montre favorable à l'idée généreuse de la transfusion du sang, puisque l'opération ne devient possible que si quelqu'un du public offre son sang ? Est-ce regrettable, lorsque chaque année près de 500 accouchées et des milliers de blessés et de malades succombent, en France, privés de l'héroïque secours dont la Faculté de Paris n'enseigne pas encore la méthode à ses médecins.

Puisque le Bureau de cette Société est offusqué, dans son décorum, par quelques phrases des journaux publics, que dira-t-il de l'un de ses membres éminents, M. le professeur Vulpian, qui, à propos du comte de Chambord, communique, en deux colonnes, son *opinion médicale* au journal *le Gaulois* du 12 juillet, où il dit au public, sans raison ni provocation : « Il me reste maintenant à vous parler d'une opération « dont quelques journaux de Vienne se sont entretenus ces jours derniers. Ils annon- « çaient que très probablement on serait obligé d'opérer la transfusion du sang, je « me demande en vérité sur quoi repose cette nouvelle. Monseigneur n'est pas ané- « mique, il a un sang d'une richesse merveilleuse. Le manque de nourriture l'a affai- « bli, mais ne lui a pas appauvri le sang. D'ailleurs, la transfusion est en tout temps « une opération beaucoup trop dangereuse, quoi qu'on en dise, pour être tentée, « surtout dans un pareil moment. »

Est-il possible, tout d'abord, qu'un membre de l'Institut dise que, l'inanition n'appauvrit pas le sang ?

Est-il possible qu'un physiologiste oublie que, la construction du sang est le seul but de l'alimentation ?

Est-il possible que le seul professeur de thérapeutique de la Faculté de Paris, ne sache pas qu'il y a de nombreux et authentiques exemples de cas, dans lesquels la transfusion, en restaurant énergiquement les forces d'un malade, a victorieusement suppléé à une alimentation momentanément impossible ?

On pourrait supposer que ces énormités ne sont que les fantaisies d'un reporter à sensation, mais non, M. Vulpian, au jour même de son retour de Frohsdorf, a bien eu une conversation d'une heure avec un journaliste que je pourrais nommer : il a bien su que ses paroles étaient sténographiées pour le *Gaulois* et seraient publiées, le 12 juillet, sous le titre : *L'opinion de M. Vulpian*. — Si on vous a lu, professeur, et si vos paroles ont porté jusque dans le malin pamphlet *les Grimaces* (n° 2), voilà ce que c'est que de parler en dehors de l'Institut. — En revanche, et malgré votre brochure (*chez Masson*), votre nom n'est pas même cité dans la relation royaliste, *Les derniers moments de Mgr le comte de Chambord* (*chez Resséyres*), où cependant on remercie les docteurs Viennois, Mayr, Dresche et Billroth. Quelle reconnaissance on vous a !

Quelle mouche secrète a piqué M. Vulpian, pourquoi a-t-il fait en public cette déclaration, que personne ne demandait ? Il revenait de Frohsdorf, où, comme il le dit lui-même, ses conseils diététiques et sa thérapeutique nouvelle, par le bichromate de potasse, avaient été appréciés. Craignait-il l'influence des médecins et des journaux de Vienne, parlant de la transfusion ? Craignait-il, qu'après lui, on osât demander l'avis de quelque autre ?

Mais je reviendrai peut-être sur ce sujet, car, puisque la provocation de M. Vulpian m'en donne le droit (mais sans m'adresser, à son exemple, aux papiers publics), je pourrais faire la comparaison du traitement du catarrhe stomacal et de l'inanition, par la transfusion du sang, ou par les pilules de bichromate de potasse. — Tenant en mains la brochure même de M. Vulpian : *Dernière maladie du comte de Chambord et son autopsie*, je pourrais montrer, que le malade n'avait ni difficulté ni douleur pour avaler, qu'il ne vomissait que plus tard, pendant la digestion, qu'il n'y avait aucune trace de sang dans ses vomissements, que, sans avoir de maladie mortelle, il mourait de faim, par le fait seul de l'intolérance de son estomac enflammé, et qu'il ne présentait aucun des symptômes connus des ulcérations de l'œsophage. Donc, à ce moment, l'indication expresse était d'accorder à l'estomac le repos le plus complet, par une diète absolue d'aliments et de médicaments, et dans ce cas, la transfusion du sang vivant était le seul moyen connu, de restaurer les forces du malade et de l'empêcher de mourir de faim, tout en le privant de nourriture. Il n'y aurait qu'à ouvrir différents mémoires sur la transfusion, en français, en allemand et en anglais, pour trouver les preuves que la transfusion s'est montrée à la hauteur de cette héroïque mission.

Donc, il serait permis de supposer que, tout comme de nombreux pauvres diables l'ont été, le comte de Chambord eût été sauvé par la transfusion.

Je pourrais montrer, d'autre part, qu'aucun formulaire, aucune officine, aucun traité de thérapeutique n'ont jamais indiqué, ni même laissé soupçonner la possibilité de l'usage du bichromate de potasse, sous formule à 10 pour 100, *pour l'usage interne*, mais que l'on s'en sert, et avec la plus grande timidité, *à l'extérieur*, pour établir des moxas, ou faire de profondes cautérisations et destructions de tissus morbides; on lirait que les vétérinaires observent de vastes gangrènes de la peau des chevaux, après une seule friction d'une pommade à 2 pour 100. Je viens d'en voir un exemple, avant-hier, à l'hôpital vétérinaire de M. Veber.

Or, on lit dans la relation de M. Vulpian cette prescription : « Le malade prendra « d'abord trois pilules contenant chacune un centigramme de bichromate de potasse « chaque jour; puis au bout de trois jours, la dose sera portée à six pilules par jour, « deux par deux, et après trois autres jours, à neuf pilules, trois par trois. »

(Une pilule pesant 10 centigrammes, et contenant un centigramme de bichromate, cela fait bien une préparation à 10 pour 100.)

Cette ordonnance était du 17 juillet, et je lis plus loin : « Dans la nuit du 18 au 19 « M. de Chambord avait éprouvé de vives douleurs, peu après l'explosion desquelles « il avait recommencé à vomir à de courts intervalles; l'épigastre était le siège de « douleurs très aiguës, qu'exaspérait la palpation la plus ménagée; il y avait de « l'altération des traits. Ces phénomènes morbides, que M. Mayr attribue à une péri- « tonite locale, durèrent une grande partie de la journée du 19, puis se calmèrent « peu à peu. On avait suspendu l'usage des pilules de bichromate de potasse pendant « la journée du 19. »

— Sachant l'effet caustique du bichromate de potasse, à 2 pour 100, sur la peau des chevaux, et lisant quels symptômes subits, de péritonite aiguë, circonscrite, ont marqué l'ingurgitation des premières pilules à 10 pour 100; — lisant plus loin que l'usage des pilules a été repris, puis, que dix-huit jours après, du sang est apparu par le nez, par régurgitation sans doute, et que dès lors l'agonie a commencé; — serait-il besoin de conclure, et faut-il être étonné que l'autopsie ait montré, — l'estomac catarrheux, pas de cancer, et tous les organes sains, — mais, toujours selon la relation de M. Vulpian, « à la partie inférieure de l'œsophage, plusieurs ulcérations de couleur gris « noirâtre, de forme arrondie, de largeur d'un centimètre; elles étaient au nombre de « sept ou huit, plusieurs étaient plus grandes, contiguës au cardia, et, dans ce point, « deux ulcérations occupaient presque toute la circonférence du conduit œsophagien. « Il était facile de voir que la membrane muqueuse était entièrement détruite et n'était « plus représentée, dans quelques-unes des ulcérations, que par une membrane « mince, irrégulière, un peu transparente, qui laissait entrevoir le fond noir formé

« par la tunique musculaire, probablement chargée de pigments d'origine hématique.
« Cette tunique ne paraissait pas épaissie dans les points où elle correspondait aux
« ulcérations. » —

Ce qui prouve, que cette tunique musculaire n'a point été enflammée par le voisinage prolongé d'un processus ulcératif chronique, dans la muqueuse contiguë; mais que les ulcérations ont été produites si rapidement, que la tunique musculaire n'a pas eu le temps de s'épaissir par prolifération réparatrice, et qu'elle a été brusquement attaquée jusqu'au sang. — Un ulcère chronique se crée une base indurée, dont manque fatalement la plaie produite par un caustique. —

M. Vulpian déclare « qu'il ne peut donner aucune interprétation rigoureuse de ces
« lésions, et qu'il n'y a pas de faits analogues dans la science ». Il dit: « Pour moi,
« qui ai fait un bien grand nombre d'autopsies et eu sous les yeux des pièces anato-
« miques de toute sorte, je n'ai jamais vu de lésions de ce genre.

« *Peu après mon retour* de mon premier voyage de Froshdorf, on lisait dans plu-
« sieurs journaux que la maladie pouvait être attribuée à un empoisonnement. Je
« crus devoir démentir ce bruit, auquel *mon nom* se trouvait mêlé. »

Pour établir ce démenti, le professeur passe en revue les divers effets toxiques, et spécialement des caustiques: « Si la mort n'a lieu qu'un certain nombre de semaines
« après l'ingestion du poison, on trouve des altérations du foie et des reins, et parfois
« des muscles; ces altérations faisaient ici entièrement défaut. Il est donc incontes-
« table que la maladie n'a pas eu pour *point de départ*, l'ingestion d'un poison. »

— Très juste, le point de départ était une gastrite; mais plus tard?... —

« Quant à ce qui concerne les agents toxiques qui peuvent déterminer des altéra-
« tions, comme... les acides caustiques, on sait que les lésions qu'ils provoquent sont
« réparties, lorsque la mort est rapide, non seulement dans toute l'étendue des voies
« digestives supérieures, depuis la bouche et l'arrière-bouche jusqu'à l'estomac, mais
« encore dans le reste du canal digestif, l'estomac, l'intestin grêle et même le gros
« intestin. »

— Très juste, lorsqu'il s'agit de caustiques *liquides*, qui brûlent le canal digestif tout entier, depuis les lèvres et la langue; mais il me semble avoir souvenir, que les apothicaires avaient jadis imaginé de donner à certains médicaments la forme de *pilules*, afin d'éviter à la bouche, la sensation désagréable, du premier contact de ces médicaments.

La chimie nous montre, si je ne me trompe, que l'acide chromique, aussitôt qu'il devient libre, corrode les tissus, à son premier contact, et aussi vite que le phosphore enflammé d'une allumette.

Je crois aussi que les physiologistes enseignent que, lorsqu'un corps offensant arrive subitement au contact d'un organe, celui-ci se révolte et se contracte pour expulser ce corps ennemi. Les vomissements ont protégé l'intestin de M. de Chambord.

C'est peut-être de toutes ces notions, que les Viennois déduisent, avec partialité sans doute, et pour soutenir l'honneur de leurs médecins : que M. de Chambord n'avait qu'une *gastrite aiguë*, grave, ils veulent bien l'admettre; que la bouche du malade, trompée par la forme anodine des pilules, les a laissé passer sans se brûler; que l'œsophage, dans lequel elles ont commencé à se dissoudre, s'est contracté pour les expulser, mais trop tard, après avoir été déjà atteint, et après avoir laissé quelques traces de l'acide, devenu libre, tomber dans la première portion de l'estomac. Ils disent que le chiffre des ulcérations et leurs formes correspond au nombre et à la forme de ces pilules que, dans leur malice, ils nomment pilules royales ou de Vulpian. —

Il serait peut-être permis de supposer en fin de compte, qu'après une transfusion, jugée si dangereuse par M. Vulpian, le comte de Chambord ne se fût pas plus mal trouvé qu'après les pilules préférées par le professeur. —

C'est le professeur Potain, que la famille du comte de Chambord avait appelé auprès du malade. S'il avait pu se rendre à cet appel, j'ai le droit de supposer qu'il n'aurait pas tout d'abord, et de parti-pris, repoussé l'idée de cette transfusion, que proposaient les médecins viennois; car au premier jour, déjà lointain, où j'ai soumis ma méthode à M. Potain, celui-ci, qui connaissait les succès obtenus à l'étranger, a donné au transfuseur l'attention la plus sérieuse; il a été le premier chef de service hospitalier de Paris, qui ait placé l'instrument de transfusion dans les salles, et en ait démontré la méthode à ses élèves.

De même, ont fait les professeurs Richet, Germain Sée, Hardy, Dujardin-Beaumetz, et bien d'autres, pendant que Lasègue, Lesourd et Lutaud ouvraient à la transfusion l'hospitalité la plus large, dans les *Archives de médecine*, en 1876, dans le *Journal de médecine* et dans la *Gazette des Hôpitaux* dès 1867 jusqu'à aujourd'hui.

Mais mon intention n'est pas de m'appesantir sur le cas de M. de Chambord. Je ne veux que protester contre le jugement préconçu, lancé dans le public, par l'entremise « du *Gaulois* », par M. Vulpian.

Il a réédité la condamnation, émise à la Société pour l'*Avancement des sciences*, par le professeur Verneuil, et cela sans plus de justice scientifique ni de preuves à l'appui.

M. Verneuil déclarait la transfusion une opération dangereuse et inutile, devant être avantageusement remplacée par les injections d'éther, étudiées à son hôpital.

Il disait cela, sans avoir jamais expérimenté la transfusion directe, et peu de semaines après, le professeur Hayem, à la suite d'une longue et minutieuse série d'expérimentations, est venu apporter à l'Académie de médecine cette importante déclaration : « En cas de mort imminente par hémorrhagies, les injections d'éther sont « absolument inefficaces, elles n'élèvent pas même la température, ainsi que l'avait « avancé l'élève de M. Verneuil; mais seul, le sang transfusé complet est capable « d'assurer au mourant une survie définitive. »

Pour être brutale et concise, une condamnation, en quelques mots solennels, n'en est pas plus autorisée; il est facile de dire « la transfusion du sang est une opération dangereuse, difficile, et inutile », mais il est impossible de le prouver et de le faire admettre, lorsque l'on est obligé d'avouer que l'on n'a jamais vu, ni pratiqué cette opération.

Tel ne devrait pas être le langage d'hommes qui, par leur position officielle, sont exposés à être crus sur parole, et que nul n'oserait soupçonner de professer, avant de s'être éclairés sur le sujet dont ils parlent. J'ai voulu répondre publiquement à M. Verneuil, mais le comité de la *Gazette hebdomadaire*, qui avait publié l'attaque, a refusé ma riposte, en m'écrivant : « Il n'y a plus d'actualité, d'opportunité. »

A mes réclamations M. Verneuil a répondu : « Je n'ai pas une autorité assez « énorme, pour faire disparaître de la pratique une opération vraiment très utile et d'un « emploi facile; si la transfusion a réellement ces avantages, elle triomphera envers « et contre tous, et mon opposition n'y fera rien. »

Je l'espère et j'y compte, Monsieur le professeur; toujours est-il que votre opposition peut, tout au moins, être cause de retards dans la divulgation de l'opération, et d'hésitations de la part de vos anciens élèves qui craindront de vous déplaire et de perdre votre voix dans les concours. En fait, votre jugement a été probablement le père du jugement de M. Vulpian, qui n'est pas plus justifié que le vôtre.

Et, s'il m'était permis d'être léger, je dirais que vous êtes un peu complice de la préférence donnée aux pilules de bichromate de potasse, puisque, paraît-il, il n'y avait à choisir qu'entre elles et la transfusion, les injections d'éther s'étant montrées insuffisantes, comme toujours.

N'est-il pas triste de penser, que l'esprit de routine est encore tel, dans les sphères officielles, que les plus grands progrès du siècle, en médecine et en chirurgie, n'ont pu se faire jour, en France, que bien longtemps après les autres pays ; et qu'ils ont dû, pour cela, passer violemment par-dessus la tête de juges, dont la mission devrait être de guider la médecine en avant, dans la voie du progrès, et non pas de la retenir dans le champ restreint des connaissances anciennes. Tel fut cependant le cas pour l'ovariotomie, la vaccine animale, le pansement listérien, la méthode des tractions continues dans l'axe du bassin, la laryngologie, la ténotomie sous-cutanée dans les luxations irréductibles, l'ostéotomie, la résection du pylore, le taxis rectal dans la hernie étranglée, l'électrisation localisée de Duchenne et la transfusion directe du sang, après bien d'autres progrès trop nombreux pour être cités.

Faudra-t-il toujours, que les malades français, sous prétexte de prudence, ne soient qu'en dernier lieu, secourus par les moyens qui sauvent les étrangers?

Je pense, que nos professeurs ne tiennent pas tous à ce que, sur leur gloire scientifique, s'étende l'ombre que la *Gazette des Hôpitaux* du 25 octobre est obligée de laisser planer sur la figure de M. Depaul « Nous avons eu plus d'une fois à lui reprocher « des partis pris, soit ce ton personnel agressif et cassant qui refroidissait un « peu les sympathies, et qui a fait dire de lui qu'il s'armait plus souvent de la « massue d'Hercule que du fleuret de Saint-Georges pour écraser son adversaire « — qu'il n'écrasait pas toujours par parenthèse. — Nous pourrions dire aussi qu'il « n'a pas toujours été parfaitement hospitalier dans son service, comme dans ses « jugements pour des innovations qu'il jugeait illusoires, inutiles ou dangereuses, « alors qu'un avenir très prochain devait leur donner une éclatante sanction. »

M. Depaul a fait opposition à tout ce qui ne provenait pas de lui-même et de son prédécesseur. En 1876, il a refusé d'examiner, même d'un coup d'œil, la méthode de transfusion. — Je voudrais pouvoir espérer qu'il ne sera pas toujours à la mode, de rester tête basse et les yeux fermés, au fond du fossé de la routine et de jugements préconçus selon des traditions non vérifiées ; nous devons nous baser sur les faits et non plus sur les paroles.

En finissant, je conjure ceux de nos professeurs et de mes confrères, qui ne connaissent pas encore la valeur de la transfusion du sang, de l'étudier un peu, et de ne pas toujours, en face de leurs mourants, se renfermer dans la stérile doctrine de l'abstention. Tout récemment, M. Verneuil et ses suppléants viennent d'avouer, parmi plusieurs *désastres chirurgicaux* (*sic*), deux morts par hémorrhagies secondaires. On s'est abstenu de la transfusion.

Enfin, je remercie cordialement les Bureaux et mes collègues des Sociétés de Thérapeutique, de Médecine pratique, de l'Élysée, et Médico-pratique, qui ont toujours réservé le meilleur accueil à mes communications. J'ai trouvé chez elles de bons conseils, ainsi que des critiques sérieuses et profitables, et chez plusieurs de leurs membres, une coopération active dont je leur suis reconnaissant. Dr J. R.

Paris. — A. Parent, imprimeur de la Faculté de médecine, A. Davy, successeur, 31, rue Madame et rue Monsieur-le-Prince, 14.

BIBLIOTHEQUE NATIONALE DE FRANCE
3 7511 00179582 5

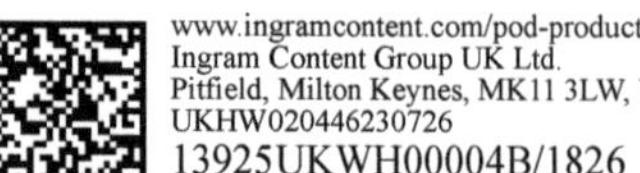
www.ingramcontent.com/pod-product-compliance
Ingram Content Group UK Ltd.
Pitfield, Milton Keynes, MK11 3LW, UK
UKHW020446230726
13925UKWH00004B/1826

9 782016 167298